Bahr

Die Vorbereitung auf das A-Diplom in Aurikulomedizin

Die Vorbereitung auf das A-Diplom in Aurikulomedizin

Von Dr. med. Frank R. Bahr

Band 4.1.a (Prüfungen)

Lehrbuchreihe:
Wissenschaftliche Akupunktur
und Aurikulomedizin
(Herausgegeben von Dr. med. Frank R. Bahr)

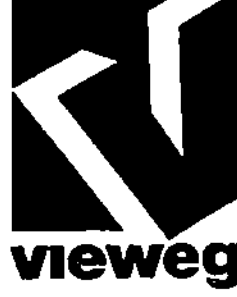

1986

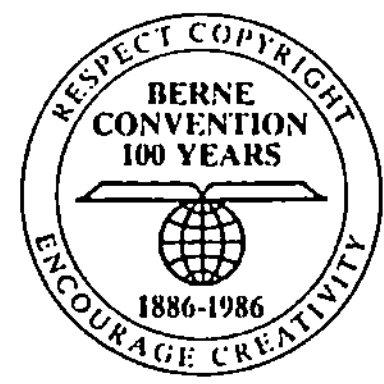

Satz: Satzstudio Frohberg, Freigericht

ISBN 978-3-663-01927-5   ISBN 978-3-663-01926-8 (eBook)
DOI 10.1007/978-3-663-01926-8

Inhalt

Einführung 7

   Warum A-Diplom? 7
   Beschluß der internationalen Akupunkturorganisation
   (A.H.O.) 9

Voraussetzungen für die Prüfungsanmeldung 10

Die Vorbereitung auf das A-Diplom für den Bereich
Ohrakupunktur 11

   1. Ohrkartographie 11
   2. Die Prüfungsfragen 14
   3. Prüfungsinhalt (Bereich „Aurikulomedizin") 15

Beispiele von Originalprüfungen 17

Einführung

Warum A-Diplom?

Nachdem bereits ca. ein Drittel der Weltbevölkerung mit Akupunktur und Aurikulomedizin behandelt werden, ist seit einigen Jahren auch in Deutschland der Wunsch in der Bevölkerung gewachsen, Ärzte mit Spezialkenntnissen auf diesem Gebiet aufzusuchen. Das Informationsbedürfnis der Bevölkerung verlangt die Ankündigung von Akupunktur als Zusatzbezeichnung auf dem Praxisschild, da der jeweilige Patient nicht weiß, an wen er sich wenden kann. So bekommen die einzelnen Ärztekammern und unsere Akademie für Akupunktur und Aurikulomedizin in besonderem Maße Patientenanfragen mit der Bitte um Vermittlung eines Akupunkturarztes. Zur Zeit erreichen etwa 500 bis 1000 Briefe monatlich das Akademiesekretariat, in denen um Akupunkturärzteadressen gebeten wird.

Auch auf die uns·oft gestellte Frage, welcher Kollege denn besonders gut die Akupunktur beherrsche, wäre eine vage Auskunft von seiten der Akademie ungerecht, wenn nicht die Prüfung objektive Maßstäbe setzen würde. Natürlich ist die Prüfung auch ein erwünschter Leistungsanreiz. Das wachsende Interesse in der Bevölkerung hat leider dazu geführt, daß einige hundert Heilpraktiker mit offensichtlich dürftigem Wissen in der Akupunktur, großspurig Zeitungsanzeigen aufgegeben haben, in denen sie für Akupunkturbehandlungen werben. Aber um auch im Ärztekollegenkreis die Akupunktur in geebnete Bahnen zu lenken, ist es äußerst wünschenswert, eine Qualifikation festzusetzen.

Die Ausbildung sollte auf verschiedene Kurse aufgebaut werden und sowohl theoretische Unterichtung, als auch praktische Übungen am Patienten beinhalten.

Die Deutsche Akademie für Akupunktur und Aurikulo-Medizin hat bei der Bundesärztekammer den Antrag auf Zulassung der Zusatzbezeichnung Akupunktur/Aurikulomedizin auf dem Arztschild gestellt.

Wir streben an, daß unsere Prüfungen als Grundlage für diese beantragte Zusatzbezeichnung anerkannt werden (außer A-Diplom noch 150 Stunden Praktikum oder Hospitationstätigkeit = sogenanntes B-Diplom).

Als Antwort erhielten wir den Bescheid, daß erst der wissenschaftliche Beirat der Bundesärztekammer die Wissenschaftlichkeit der Methode beurteilen soll. Mittelfristig sind die Aussichten für die Zusatzbezeichnung gar nicht so schlecht, denn

1. die Akupunktur hat in den letzten Jahren nicht mehr bestreitbare Beweise ihrer Wirksamkeit geliefert (z.B. Endorphin-Nachweis, Serotoninveränderungen, EEG-Nachweis, Veterinärakupunktur, usw.).

2. Wenn in absehbarer Zeit mehrere tausend Kollegen dieses Therapieverfahren ausüben, und auch der wissenschaftliche Beirat um einen positiven Bescheid nicht mehr herumkommt, kann sich die Bundesärztekammer der berechtigten Forderung nach der Zusatzbezeichnung kaum mehr entziehen.

3. Durch den massiven Einsatz im Bereich der Forschung, den die Akademie leistet, wollen wir dem wissenschaftlichen Beirat eine positive Entscheidung zugunsten der Akupunktur nahebringen.

Ein weiterer Grund dafür, die Prüfung abzuhalten, besteht in der Haltung der Ärzte-Haftpflichtversicherer. Manche Haftpflichtversicherer erheben einen Zuschlag bei Akupunkturärzten, da noch keine Erfahrungswerte für die Risiken der Akupunktur vorliegen. Wir streben an, daß die Versicherer bei Vorlage des Nachweises des „geprüften Akupunkturarztes" auf einen Risikozuschlag verzichten.

Das A-Diplom der Akademie wird in internationaler Harmonisierung der Prüfungssysteme und internationaler gegenseitiger Anerkennung durchgeführt. Für Standard, Wert und internationale Anerkennung dieses Diploms garantiert die internationale Akupunkturdachorganisation A.H.O. (Acupuncture Health Organization), der auch die Deutsche Akademie für Akupunktur und Aurikulomedizin angehört.

Beschluß der internationalen Akupunkturorganisation (A.H.O.)

Am 19. September 1980 fand anläßlich der 7. Germano-Lateinischen-Tagung für Akupunktur und Aurikulomedizin in Palma de Mallorca eine Versammlung derjenigen Präsidenten statt, deren Akupunkturorganisationen in der A.H.O. Acupuncture Health Organization vertreten sind.

Zur internationalen Harmonisierung der Ausbildungsrichtlinien, eines Ausbildungsplans und der Diplome beschloß die A.H.O. einstimmig:

1. A-Diplom: das A-Diplom besteht aus einer schriftlichen (multiple-choice), mündlichen und praktischen Prüfung des Grundwissens in den Bereichen Ohrakupunktur, sowie Körper- und Schädelakupunktur. Ab. 1. 1. 1981 werden Diplome dieser Kategorie aus anderen Ländern nur noch anerkannt, wenn sie diesem A.H.O.-Standard entsprechen.

2. B-Diplom: das B-Diplom besteht aus dem A-Diplom plus dem Nachweis von 150 Stunden Hospitation bzw. Praktikum.

3. C-Diplom: das C-Diplom kann erst nach dem B-Diplom erworben werden. Es soll die Qualifikation eines fortgeschrittenen oder weit fortgeschrittenen Akupunkturarztes/Aurikulotherapeuten überprüfen.

4. D-Diplom: das D-Diplom kann erst nach dem C-Diplom erworben werden. Es beinhaltet zusätzlich die Fähigkeit eines Dozenten, sein Wissen an Kollegen weiterzugeben. Die Prüfung soll darin bestehen, daß eine Kommission einen Referenten bei von ihm gehaltenen Vorträgen und Hospitationskursen beurteilt. Außerdem werden eigene wissenschaftliche Arbeiten und Veröffentlichungen gefordert.

Voraussetzungen für die Prüfungsanmeldung

Um den durch ihre tägliche Praxis schon sehr belasteten Kollegen entgegenzukommen, wird die A-Diplom-Prüfung für den Fachbereich Körperakupunktur **nicht** gleichzeitig mit der Prüfung für Ohrakupunktur abgehalten; d.h. die **A-Diplom-Prüfung besteht aus zwei Teilprüfungen.** Nur wenn ein Kollege beide Teilprüfungen bestanden hat, wird ihm die Urkunde über das A-Diplom ausgehändigt.

Als Vorbereitung für die Prüfung wird eine zweijährige Ausbildung durch Teilnahme an Akupunkturkongressen, Seminaren und Hospitationskursen empfohlen. Ideal ist natürlich der Besuch eines einwöchigen speziellen Vorbereitungskurses für das A-Diplom. (Um Mißverständnisse zu vermeiden: diesem speziellen Vorbereitungskurs müssen Anfängerkurs, Hospitation und intensive Beschäftigung mit den Grundlagen der Materie in Theorie und Praxis vorausgegangen sein).

Der Ausbildungsnachweis wird vollkommen liberal gehandhabt: entscheidend ist lediglich, daß das notwendige Basiswissen vorhanden ist.

Die Approbationsurkunde muß in beglaubigter Photokopie vorgelegt werden.

Wiederholungsmöglichkeit der Prüfung (keine Auflagen)

Prüfungsdurchführung:

Die Prüfung besteht aus einem schriftlichen, theoretischen Teil und einem praktisch-therapeutischen Teil. Der theoretische Teil wird im multiple-choice-System durchgeführt; für den praktisch-therapeutischen Teil am Patienten werden nur diejenigen Kandidaten zugelassen, die den Theorieteil bestanden haben. Diese Bestimmung ist als Schutz für die Patienten notwendig. Die Prüfung ist für alle approbierten Mediziner öffentlich.

Die Vorbereitung auf das A-Diplom für den Bereich Ohrakupunktur

1. Ohrkartographie

Die Reflexlokalisationen auf der Ohrmuschel wurden durch das **Provokationsverfahren** gefunden. Das Prinzip besteht dabei darin, daß vorher beim Gesunden keine Ohrpunkte elektrisch nachweisbar sind, dagegen nach erfolgter Provokation – meistens einer Schmerzreizung –, im korrespondierenden Ohrareal Punkte durch veränderten Hautwiderstand auffällig werden.

Spezifität: Durch das Provokationsverfahren erscheinen nicht einmal diese, einmal jene Punkte, sondern es zeigt sich, daß zu jedem einzelnen Körperpunkt ein korrespondierender Ohrpunkt gehört. Durch die geringe räumliche Ausdehnung des Ohres bedingt, liegen alle Punkte natürlich sehr dicht nebeneinander. Für die Arealgröße des Projektionsfeldes ist nicht Masse oder Größe eines Körperteils sondern die Zahl der Rezeptoren bestimmend (Analogie zur Großhirnrinde Abb. 1a und b).

Schwierige Lokalisationen:

Die Erfahrung aus den Prüfungen der letzten Jahre hat gezeigt, daß im Bereich der Umschlagfalten bzw. verdeckter Areale häufig Fehler gemacht werden, da die Umsetzung der zweidimensionalen Abbildung der Ohrkarte auf die dreidimensionalen Gegebenheiten am tatsächlichen Ohr oder am Gummimodell Probleme bereiten.

Mein Rat lautet daher: man soll ein Gummiohr zur Hand nehmen und selbst probeweise mit Stecknadeln Lokalisationen in der Umschlagfalte stechen und dann mit der Ohrkarte vergleichen.

In der Umschlagfalte der aufsteigenden Helix wären somit aufzusuchen die Lokalisationen von Testis/Ovar, Prostata, Uterus, Niere und im Bereich der fossa triangularis (navicularis) soll man sich die teilweise verdeckten Bereiche für Ferse, Sprunggelenk, Zehen verdeutlichen. Schließlich verdienen noch die Lokalisationen, die vom Antitra-

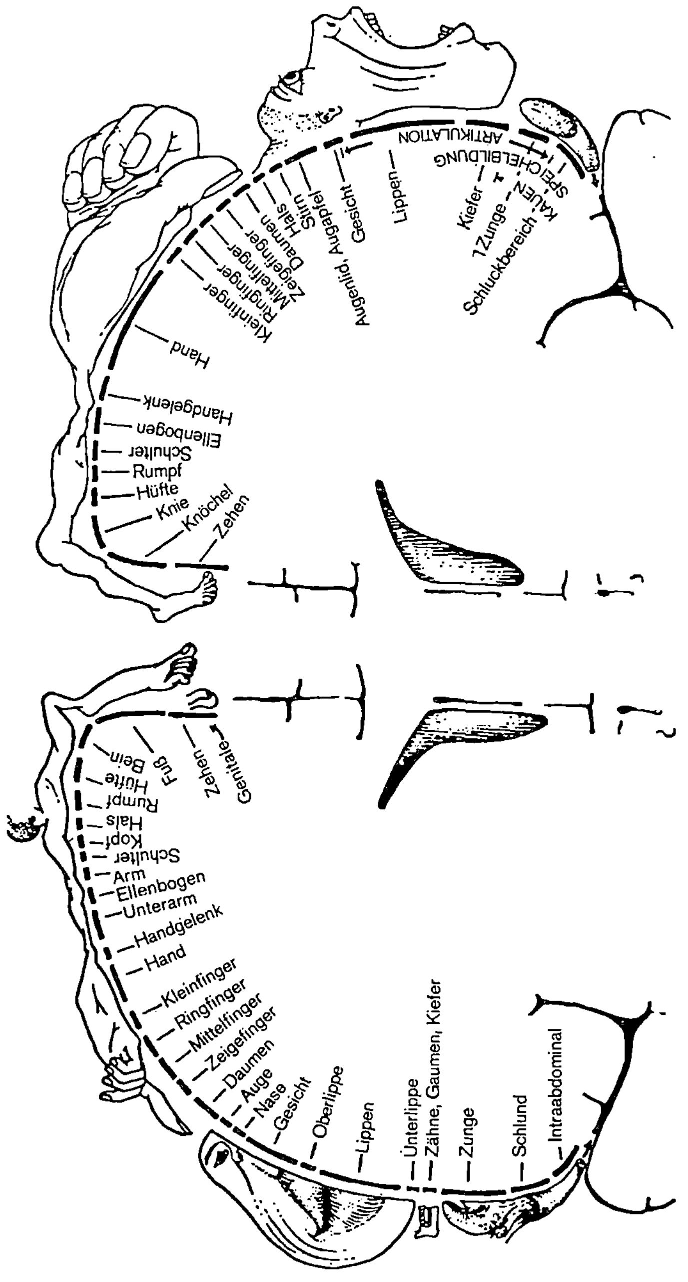

Abb. 1a: Motorischer (Gyrus praecentralis) und sensorischer (Gyrus postcentralis) Homunculus. Die Größe der Projektionsfelder entspricht der Anzahl der Rezeptoren (aus: PENFIELD und RASMUSSEN).

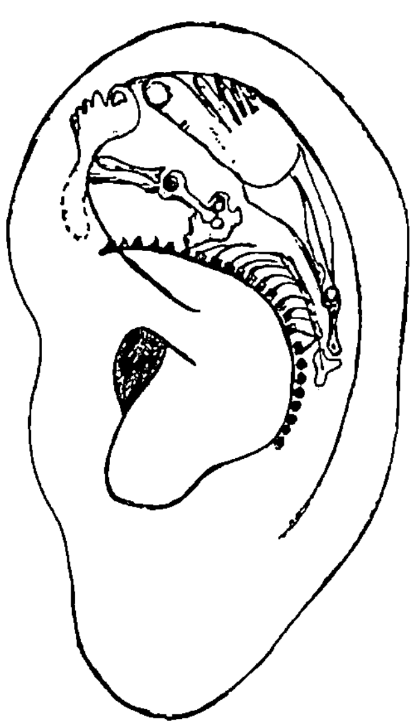

Abb. 1b: Ähnlichkeit der Projektionsfelder (Vergleich Daumen—Fuß) an der Ohrmuschel zu der kortikalen Repräsentation.

gus verdeckt sind, besondere Aufmerksamkeit: also Hypothalamus und Thalamus. Man vergleicht gerne die Lokalisation des Thalamus mit der Spitze einer auf dem Kopf stehenden Pyramide (Pyramide = Wand des Antitragus, die Pyramidenspitze zeigt auf den Rand des cavum conchae).

2. Die Prüfungsfragen

Anschließend folgen die Prüfungsfragen der letzten Jahre. In der tatsächlichen Prüfungssituation wird 1 Stunde Zeit für die Beantwortung der Fragen gegeben, die wenigsten Kollegen benötigen allerdings so lange.

Nach jeder Prüfung ist die Auflösung angegeben.

Wichtiger Hinweis: Bei mehr als sieben Fehlern gilt die schriftliche Prüfung als nicht bestanden und es erfolgt keine Zulassung zur mündlichen und praktischen Prüfung.

Nur eine einzige Antwort ist jeweils richtig!

(Praxistip: erst alle Antwortmöglichkeiten durchlesen, dann erst entscheiden).

Fragewiederholungen

Da es sich in der mündlichen Prüfung herausgestellt hat, daß immer wieder gleiche oder ähnliche Prüfungsfragen zu Fehlern führten, wurden auch im schriftlichen Teil bewußt Fragen in ähnlicher oder gleicher Form immer wieder gestellt. Das Ergebnis der Fehleranalyse zeigt, daß tatsächlich der Lernprozeß wie gewünscht eingesetzt hat: die Fehlerquote bei der Beantwortung häufig gestellter Fragen ist drastisch zurückgegangen. Einige Fragen aus früheren Prüfungen wurden redaktionell überarbeitet.

3. Prüfungsinhalt (Bereich „Aurikulomedizin")

I. Theoretische Prüfung
(multiple-choice System)

a) Anatomie, Innervation, Embryologie des Ohres
(auch retro-aurikulär)

b) Aurikulo-Somatotopie:

Punkte des Knochensystems
Punkte des Nervensystems
Punkte des endokrinen Systems
Punkte des Verdauungsapparates, Eingeweide, usw.
Punkte des Urogenital-Systems
Sonderpunkte (Allergie, usw.)

c) Die Haupttherapieverfahren (Nadelung, Massage, elektrische und magnetische Stimulation, Kauterisation).

d) Therapie-Hindernisse

e) Reaktionen nach der Therapie

f) Theorien der Aurikulomedizin-Wirkung, wissenschaftliche Versuche.

II. Praktische Prüfung am Patienten

a) Praxis der Aurikulodiagnostik

b) Praxis der Aurikulotherapie

Prüfung für das A-Diplom
(Bereich Aurikulomedizin)
vom 25. April 1975

1. **Unter welchem Druck läßt sich der Drucktaster-Dorn ungefähr 1,5 cm zurückschieben?**

○ a) 1 g
○ b) 5 g
○ c) 50–60 g
○ d) 120–150 g

2. **Mit dem Drucktaster lassen sich welche Punkte am Ohr finden?**

○ a) Punkte für einen Korrespondenz-**Schmerz**
○ b) Punkte für organische oder funktionelle nicht schmerzhafte Störungen
○ c) sowohl A und B sind richtig
○ d) man kann nur Punkte des Ohrrandes damit finden

3. **Wie tief soll die Nadel am Ohr gestochen werden?**

○ a) ca. 1 mm, das Knorpelgewebe darf berührt werden
○ b) grundsätzlich muß die Nadel bis auf die retro-aurikuläre Seite durchgestochen werden
○ c) grundsätzlich muß die Nadel tangential etwa 1 cm tief eingestochen werden

4. **Der Thalamuspunkt in Silber empfiehlt sich:**

○ a) bei Schwangeren
○ b) zur Senkung des Blutdrucks
○ c) zur Hebung des Blutdrucks

5. **Der DARWIN-Punkt:**

○ a) ist als historischer Punkt DARWINS interessant
○ b) ist als regionaler Punkt besonders für die unteren Gliedmaßen geeignet
○ c) trennt die Innervationsgebiete des Nervus glossopharyngeus vom Nervus trigeminus

**6. Der Bereich zwischen „2" und „3" ist auf folgender Abbildung
die Korrespondenzzone für:**

○ a) die Halswirbel

○ b) die Lumbalwirbel

○ c) das Os sacrum

○ d) die Brustwirbel

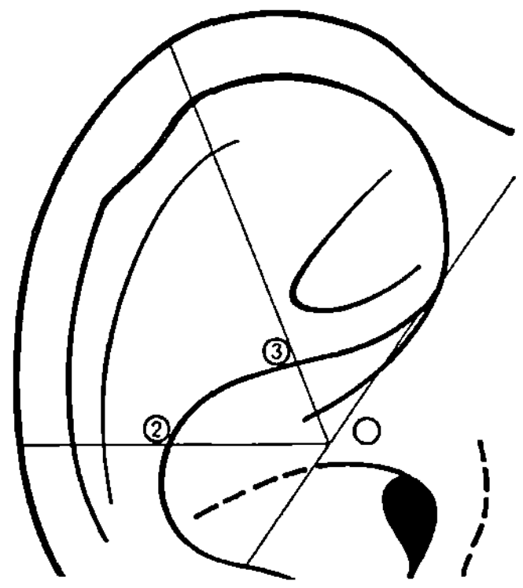

7. Der Punkt der Aurikulomedizin:

○ a) ist immer vorhanden, auch ohne periphere Störung

○ b) wirkt immer im gleichen Sinn, ganz unabhängig von der
Wahl des Nadelmetalls

○ c) seine Wirkung kann direkt oder gekreuzt sein

○ d) ist nur am linken Ohr vorhanden

8. Beim Arbeiten mit dem Punktoskop:

○ a) muß der Abtastgriffel immer schräg in einem Winkel von
45 Grad aufgesetzt werden

○ b) muß der Abtastgriffel mit leichtem Aufdruck rechtwinklig
aufgesetzt werden

○ c) muß stark aufgedrückt werden, damit ein Summton zu
hören ist

○ d) müssen die Punkte, die konstanten Summton erzeugen,
ausgelassen werden

9. Bei folgender Abbildung ist der Punkt der Nase:

○ a) Punkt 1

○ b) Punkt 2

○ c) Punkt 3

○ d) Punkt 4

○ e) Punkt 5

○ f) Punkt 6

○ g) nicht auf Abbildung

10. Bei nebenstehender Abbildung ist der Punkt des Ellbogens:

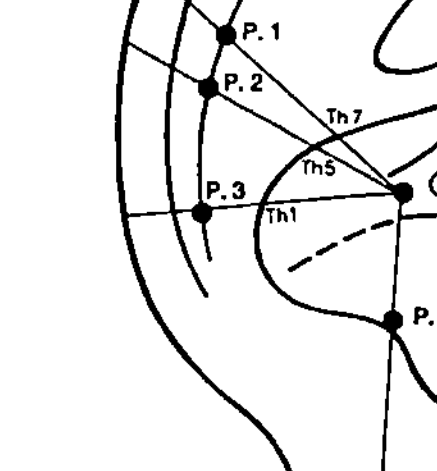

○ a) Punkt 1

○ b) Punkt 2

○ c) Punkt 3

○ d) Punkt 4

○ e) Punkt 5

○ f) Punkt 6

○ g) nicht auf Abbildung

11. Bei folgender Abbildung ist der angezeichnete Punkt der:

○ a) Punkt DARWIN

○ b) der Allergiepunkt

○ c) der gestochene Punkt für
    eine Gürtelrose im unteren
    thorakalen Bereich

○ d) der Punkt O'

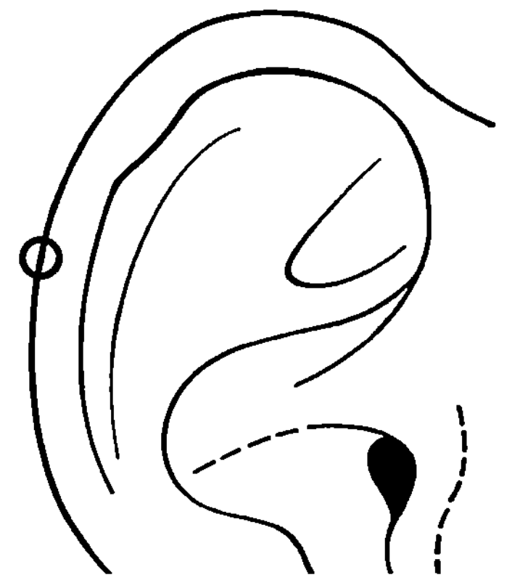

12. Die folgende Behandlung ist angebracht bei:

○ a) Angina pectoris

○ b) Asthma

○ c) Magenbeschwerden

○ d) immer

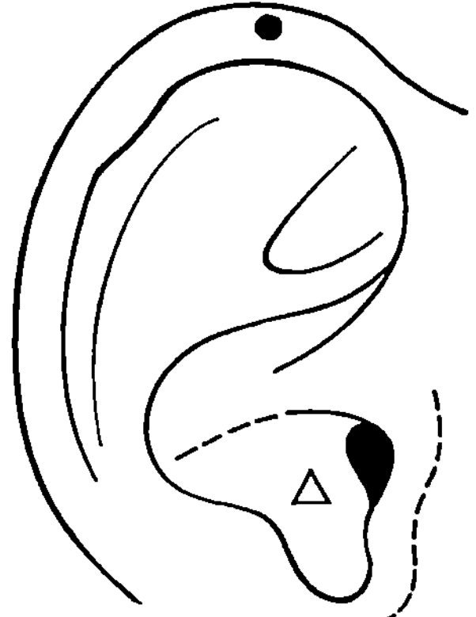

13. Der angezeichnete Punkt der folgenden Abbildung ist der:

○ a) Nullpunkt

○ b) der Punkt O'

○ c) der Punkt O posterior

○ d) der Hämorrhoidenpunkt

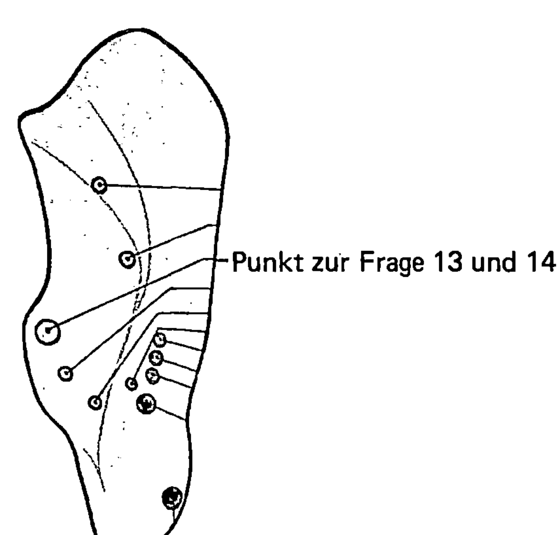

14. und angezeigt bei:

○ a) Hämorrhoiden

○ b) Aerophagie

○ c) Schlafstörungen

○ d) Allergien

15. Ein Patient zeigt eine deutliche Oszillation:

○ a) man kommt mit dem Punktoskop grundsätzlich nicht weiter

○ b) man muß den Inn Trang in Silber stechen und kann dann mit dem Punktoskop weitersuchen

○ c) man muß den Inn Trang in Gold stechen und kann dann mit dem Punktoskop weitersuchen

○ d) man muß beim Rechtshänder rechts den Omega-Haupt-Punkt und den Punkt Omega 2 in Gold stechen und kann dann mit dem Punktoskop weitersuchen.

○ e) man muß zunächst die Steuerpunkte der drei Gewebeschichten stechen und kann dann mit dem Punktoskop weitersuchen.

16. Die angegebenen Punkte folgender Abbildung sind geeignet bei:

○ a) Wirbelsäulenbeschwerden durch einen Bandscheibenschaden

○ b) Leberschäden durch Alkoholismus

○ c) Herzschmerzen durch Sorgen

○ d) Magenverstimmung

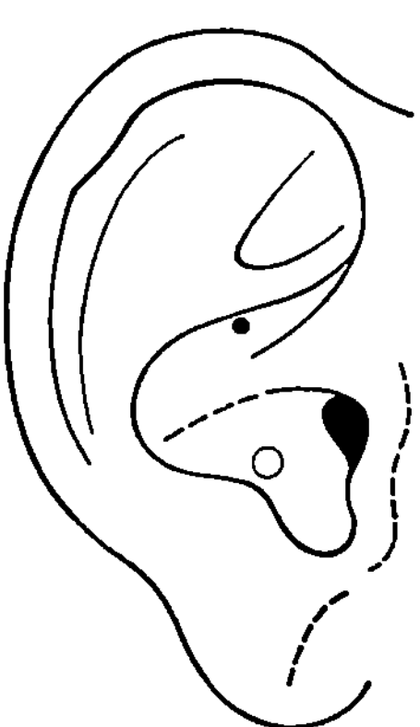

17. Der ▨ **Bereich folgender Abbildung ist der Innervationsbereich des:**

○ a) Trigeminus

○ b) Vagus

○ c) Plexus cervikalis

○ d) N. glossopharyngeus

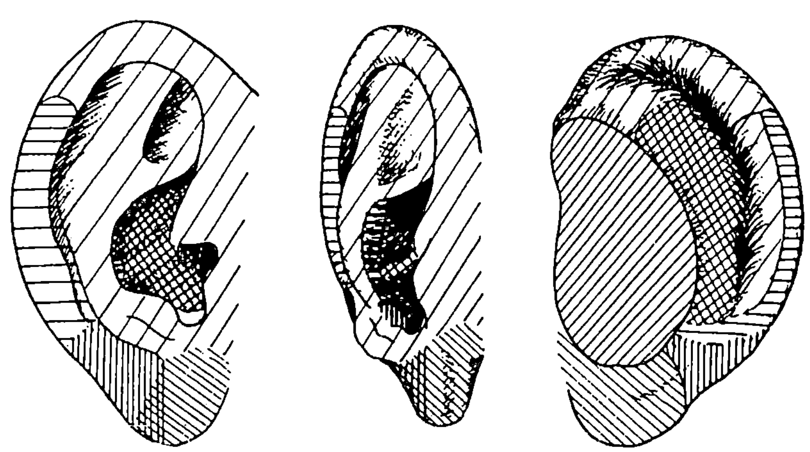

18. Auf folgender retroaurikulärer Abbildung ist das Herz:

○ a) Punkt 1

○ b) Punkt 2

○ c) Punkt 3

○ d) Punkt 4

○ e) Punkt 5

○ f) Punkt 6

19. der motorische Nucleus des N. facialis:

- ○ a) Punkt 1
- ○ b) Punkt 2
- ○ c) Punkt 3
- ○ d) Punkt 4
- ○ e) Punkt 5
- ○ f) Punkt 6

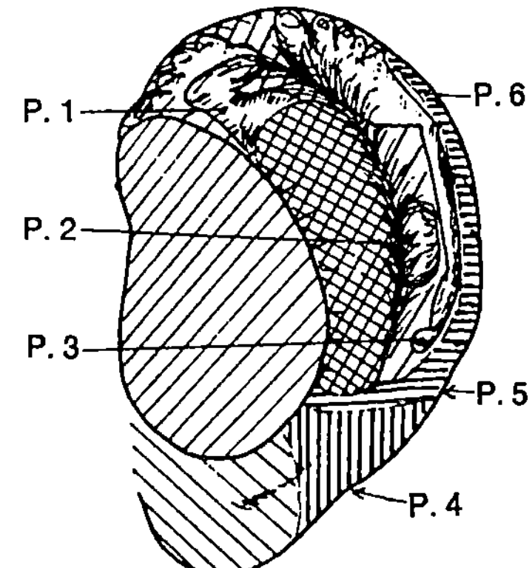

20. der motorische Punkt für die Schultern:

- ○ a) Punkt 1
- ○ b) Punkt 2
- ○ c) Punkt 3
- ○ d) Punkt 4
- ○ e) Punkt 5
- ○ f) Punkt 6

21. Bei der Raucherentwöhnung soll man:

- ○ a) täglich nadeln
- ○ b) auf die Notwendigkeit der Stimulation der Dauernadeln mit dem Magneten hinweisen
- ○ c) daran denken, daß bei Männern das rechte Ohr, bei Frauen das linke Ohr genadelt werden muß

22. Beim RAC-Tasten:

- ○ a) muß man fest mit dem untersuchenden Finger aufdrücken
- ○ b) heißt es: der RAC ist verstärkt, wenn sich die Pulswelle zum Daumen hinbewegt
- ○ c) heißt es: der RAC ist verstärkt, wenn sich die Pulswelle zum Ellbogen hinbewegt

23. Bei folgender Abbildung ist der Punkt des Ovars:

- O a) Punkt 1
- O b) Punkt 2
- O c) Punkt 3
- O d) Punkt 4
- O e) Punkt 5 in Umschlagfalte
- O f) Punkt 6 in Umschlagfalte
- O g) nicht auf Abbildung

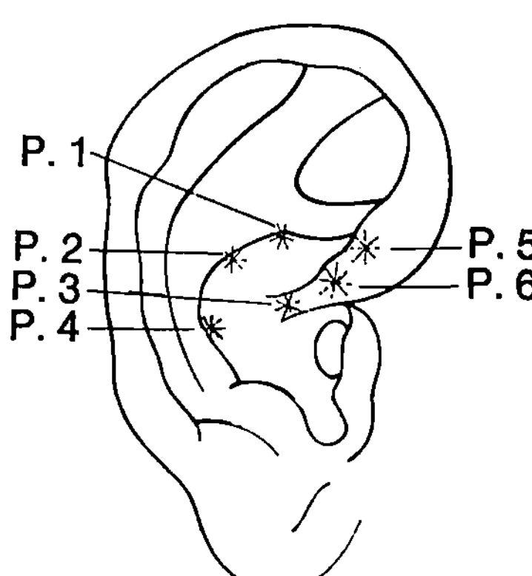

24. Der Punkt der Schilddrüse (Bild wie Frage 23):

- O a) Punkt 1
- O b) Punkt 2
- O c) Punkt 3
- O d) Punkt 4
- O e) Punkt 5 in Umschlagfalte
- O f) Punkt 6 in Umschlagfalte
- O g) nicht auf Abbildung

25. Der Aggressionspunkt ist:

- O a) Punkt 1
- O b) Punkt 2
- O c) Punkt 3
- O d) Punkt 4
- O e) Punkt 5
- O f) Punkt 6
- O g) nicht auf Abbildung

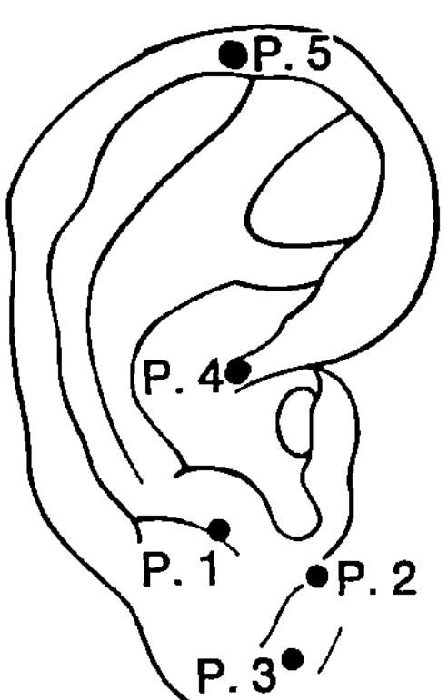

26. Der Aggressionspunkt wird in Silber gestochen bei:

○ a) Hypothyreose

○ b) Suchtkrankheiten

○ c) zu wenig Appetit

○ d) Depressionen

27. Der Punkt Omega:

○ a) ist vor allen Dingen bei chronischen Krankheiten indiziert

○ b) wird sehr selten gefunden

○ c) ist von untergeordneter Bedeutung

○ d) hilft nur bei akuten Krankheiten

28. Bei folgender Abbildung ist die Korrespondenzzone für die neurovegetativen Medullarzentren der Ohrmuschel:

○ a) = 1

○ b) = 2

○ c) = 3

○ d) = 4

○ e) = 5

○ f) nicht auf Abbildung

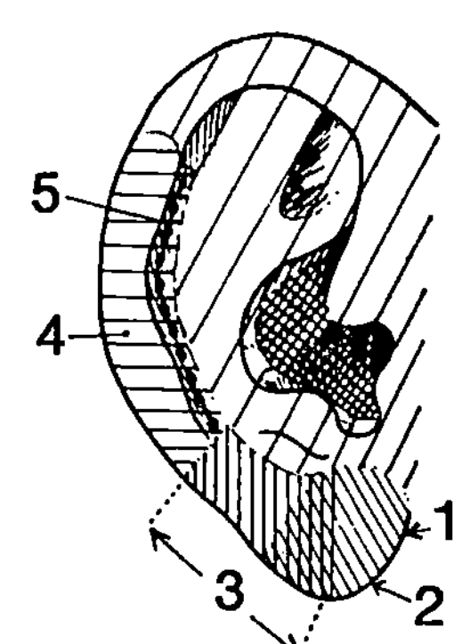

| | Zur Selbstkontrolle
(die eigene Beantwortung war): | |
AUFLÖSUNG	richtig	falsch
1 d	○	○
2 c	○	○
3 a	○	○
4 c	○	○
5 b	○	○
6 d	○	○
7 c	○	○
8 b	○	○
9 g	○	○
10 b	○	○
11 c	○	○
12 b	○	○
13 c	○	○
14 b	○	○
15 c	○	○
16 b	○	○
17 b	○	○
18 b	○	○
19 d	○	○
20 c	○	○
21 b	○	○
22 b	○	○
23 f	○	○
24 d	○	○
25 b	○	○
26 b	○	○
27 a	○	○
28 e	○	○

Prüfung für das A-Diplom
(Bereich Aurikulomedizin)
vom 30. Januar 1976

1. Der 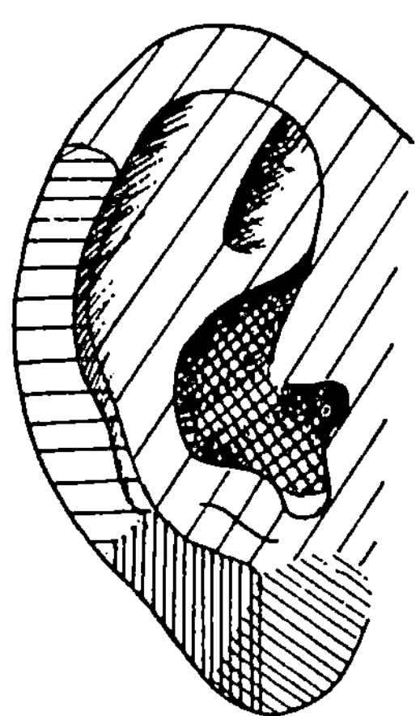 **Bereich ist der Innervationsbereich des:**

- ○ a) N. glossopharyngeus
- ○ b) Plexus cervicalis
- ○ c) Vagus
- ○ d) Trigeminus

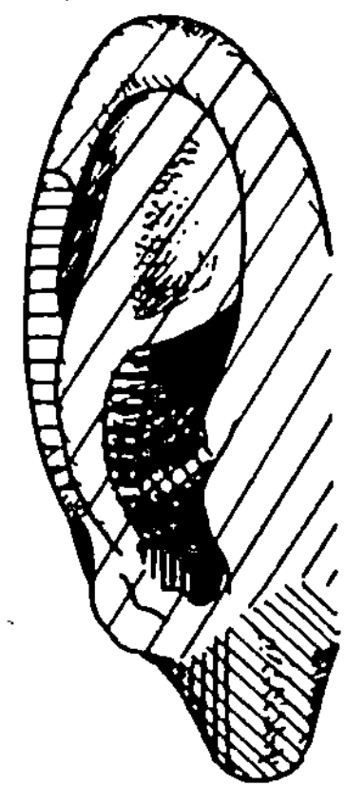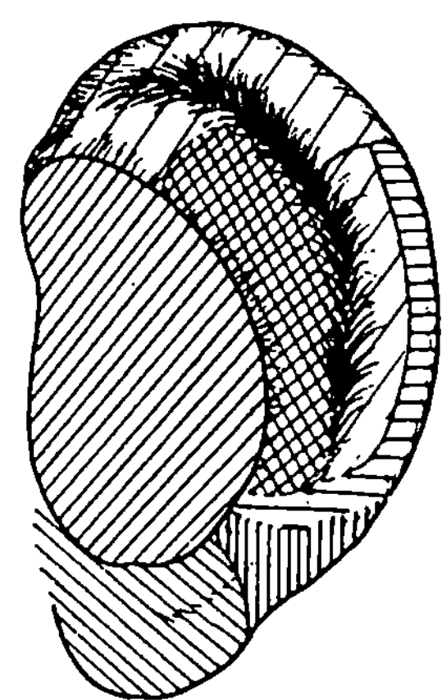

2. Das embryologische Korrelat dazu ist:

- ○ a) Entoderm
- ○ b) Mesoderm
- ○ c) Ektoderm
- ○ d) Neuralrohr

3. Die in der folgenden Abbildung gezeigten Punkte sind geeignet für:

- ○ a) Hämorrhoiden
- ○ b) Ischiasschmerzen
- ○ c) Allergie
- ○ d) Uterusprolaps

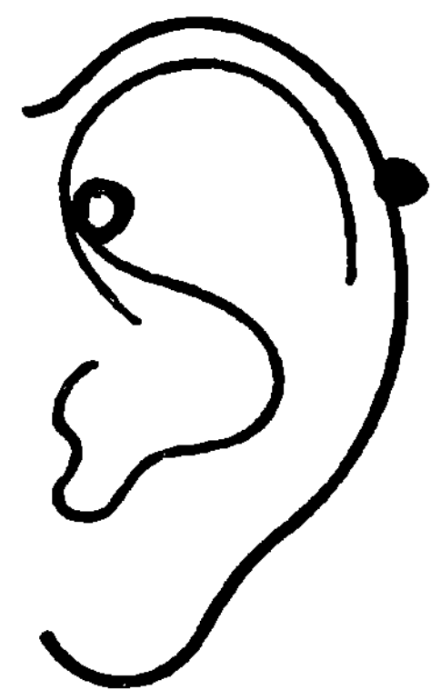

4. In folgender Abbildung ist der Punkt des Handgelenks

○ a)
○ b)
○ c)
○ d)
○ e)
○ f)

5. ... und der Punkt der Nase,

○ a)
○ b)
○ c)
○ d)
○ e)
○ f)

6. ... und der Punkt der Allergie,

○ a)
○ b)
○ c)
○ d)
○ e)
○ f)

7. ... und der Punkt des 7. Halswirbels

○ a)
○ b)
○ c)
○ d)
○ e)
○ f)

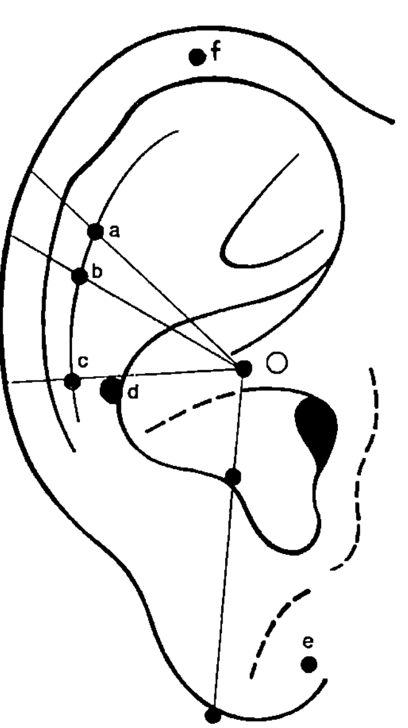

8. Der sympathische Grenzstrang liegt:

○ a) direkt posterior neben dem Ohrloch

○ b) vor der Umschlagsfalte der aufsteigenden Helix

○ c) vor der Umschlagsfalte des Helixkörpers

○ d) am Fuße der Anthelixwand

9. Der Punkt der Epiphyse (Zirbeldrüse) ist auf folgender Abbildung:

○ a)

○ b)

○ c)

○ d)

○ e)

○ f) nicht auf Abbildung

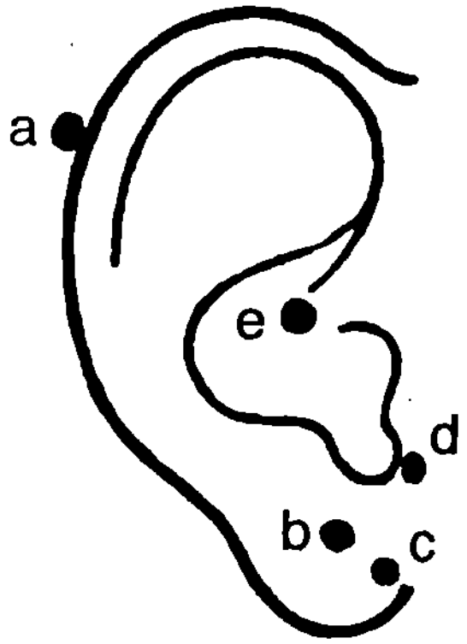

10. Unter welchem Druck läßt sich der Drucktaster-Dorn ungefähr 1,5 cm zurückschieben?

○ a) 120—150 g

○ b) 200—250 g

○ c) 300—350 g

○ d) 400 g

○ e) Alle Angaben sind falsch

11. Mit dem Drucktaster lassen sich welche Punkte am Ohr finden?

○ a) nur Punkte des Cavum conchae

○ b) nur Punkte für einen Korrespondenzschmerz

○ c) a und b

○ d) Punkte für organische oder funktionelle Störungen

○ e) nur die Ohrrandpunkte des Suchtprogramms

12. Die Technik des Stechens einer Nadel ist:

○ a) von retro-aurikulär immer bis dicht unter die Haut der Ohrvor-
derseite (Durchstechtechnik von hinten)

○ b) von der Ohrseite immer bis dicht unter die Haut der retro-auri-
kulären Seite (Durchstechtechnik von vorn)

○ c) grundsätzlich muß für die Therapie die Nadel tangential etwa
1 cm tief gestochen werden (Tangentialtechnik)

○ d) alle Antworten sind falsch

**13. Für Angina pectoris empfiehlt sich aus folgender Abbildung
der Punkt (nur e i n e n Punkt angeben)**

○ a)

○ b)

○ c)

○ d)

○ e)

14. Meistens gestochen in (bezieht sich auf Frage 13):

○ a) Stahl

○ b) Silber

○ c) Kupfer

○ d) Platin

○ e) Gold

15. Für eine atonische Obstipation regt man auf folgender Abbildung die Punkte an:

○ a)
○ b)
○ c)
○ d)
○ e)

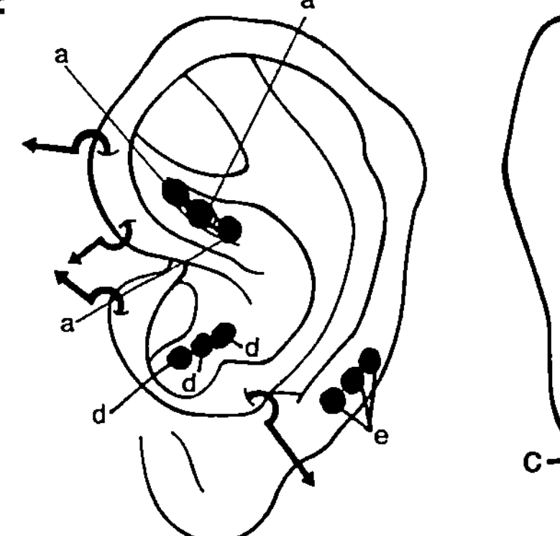

16. Der sensible Punkt des Knies ist:

○ a)
○ b)
○ c)
○ d)
○ e)
○ f) nicht auf Abbildung

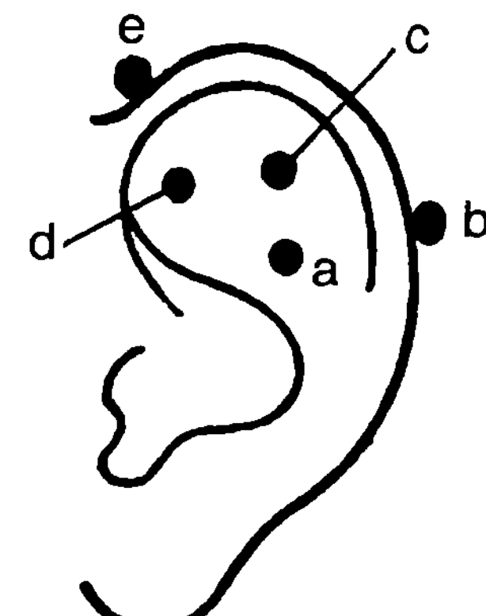

17. Der Plexus cardiacus entspricht:

○ a)
○ b)
○ c)
○ d)
○ e)
○ f) nicht auf Abbildung

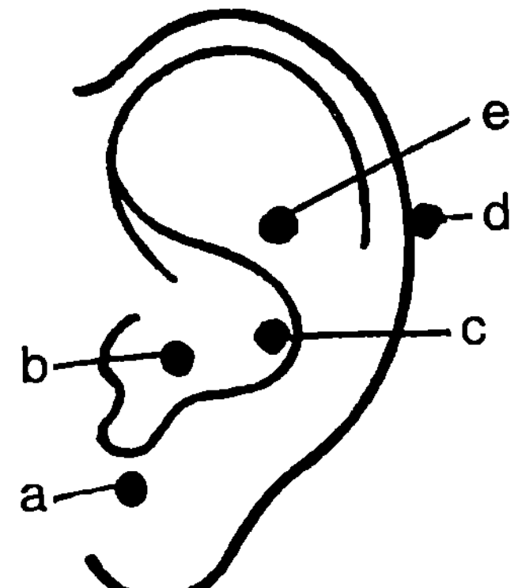

18. Der Plexus coeliacus entspricht:

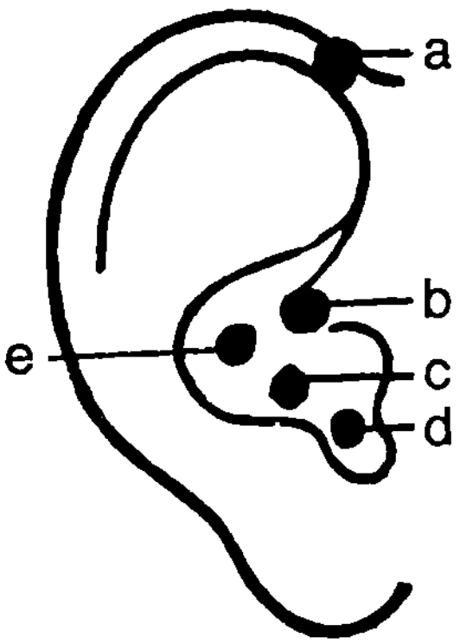

○ a)
○ b)
○ c)
○ d)
○ e)
○ f) nicht auf Abbildung

19. Der N. octavus oder N. stato-acusticus (VIII) findet sich im Punkt:

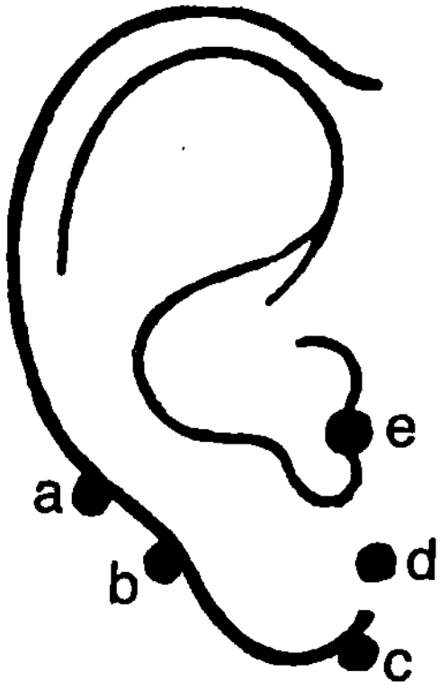

○ a)
○ b)
○ c)
○ d)
○ e)
○ f) nicht auf Abbildung

20. Der Thalamuspunkt in Silber:

○ a) hebt den Blutdruck
○ b) senkt den Blutdruck
○ c) beeinflußt den Blutdruck nicht
○ d) empfiehlt sich bei allen Schwangeren

21. Der Punkt der Aurikulomedizin:

○ a) wirkt besser am linken Ohr (sog. führendes Ohr)
○ b) seine Wirkung kann direkt und gekreuzt sein
○ c) ist auch ohne periphere Störung immer vorhanden
○ d) alle Antworten sind falsch

22. Beim Arbeiten mit dem Punktoskop:

○ a) muß stark aufgedrückt werden, damit der Summton zu hören ist

○ b) muß der Arzt das Gerät in der linken Hand halten, einschalten und mit dem Abtastgriffel in der rechten Hand das jeweilige Ohr untersuchen

○ c) muß der Abtastgriffel immer exakt mit einem Winkel von 45 Grad aufgesetzt werden

○ d) alle Antworten sind falsch

23. Beim RAC-Tasten:

○ a) legt man nach chinesischer Art 3 Finger auf Pulstaststelle 1, 2 und 3

○ b) heißt es: der RAC ist verstärkt, wenn sich die Pulswelle zum Daumen hinbewegt

○ c) heißt es: der RAC ist abgeschwächt, wenn sich die Pulswelle zum Daumen hinbewegt

24. In folgender Abbildung ist der Punkt des Uterus:

○ a)

○ b)

○ c)

○ d)

○ e) in der Umschlagfalte

○ f) nicht auf Abbildung

25. und der Punkt der Gonadotropine

○ a)

○ b)

○ c)

○ d)

○ e) in der Umschlagfalte

○ f) nicht auf Abbildung

26. und der Punkt Omega (Hauptpunkt)

○ a)

○ b)

○ c)

○ d)

○ e)

27. Der Punkt Omega wird

○ a) häufig bei chronischen Krankheiten gestochen

○ b) selten bei chronischen Krankheiten gestochen

○ c) bei Linkshändern nicht gefunden

○ d) bei Rechtshändern links gefunden

AUFLÖSUNG	Zur Selbstkontrolle (die eigene Beantwortung war):	
	richtig	falsch
1 d	○	○
2 b	○	○
3 b	○	○
4 a	○	○
5 e	○	○
6 f	○	○
7 d	○	○
8 d	○	○
9 d	○	○
10 a	○	○
11 d	○	○
12 d	○	○
13 b	○	○
14 e	○	○
15 b	○	○
16 d	○	○
17 c	○	○
18 b	○	○
19 e	○	○
20 a	○	○
21 b	○	○
22 d	○	○
23 b	○	○
24 e	○	○
25 d	○	○
26 b	○	○
27 a	○	○

Prüfung für das A-Diplom
(Bereich Aurikulomedizin)
vom 10. Dezember 1976

1. Die Punktsuche mit Hilfe des Drucktasters basiert auf:

○ a) dem Auffinden von Vertiefungen der Ohrmuschel

○ b) dem Auffinden von Erhebungen der Ohrmuschel

○ c) der Sensibilität des Patienten

○ d) alle Antworten sind falsch

2. Unter einem Druck von 120—150 g läßt sich der Dorn des Drucktasters etwa

○ a)   5 mm

○ b) 10 mm

○ c) 15 mm

○ d) 20 mm
      zurückschieben

3. Die Feder des Drucktasters

○ a) erlaubt Druckkonstanz über den ganzen Federweg

○ b) erzeugt einen progressiv stärker werdenden Druck je nach
      Eindrucktiefe

○ c) muß einmal pro Woche geölt werden

○ d) alle Antworten sind falsch

4. Mit Hilfe des Steigbügeltasters sind folgende Punkte leicht auffindbar:

○ a) Punkt 1

○ b) Punkt 2

○ c) Punkt 3

○ d) Punkt 4

○ e) keiner dieser Punkte

○ f) alle angegebenen Punkte

5. Der Punkt der Aurikulomedizin

○ a) wirkt immer im gleichen Sinne, unabhängig von der Art
des verwendeten Nadelmetalls

○ b) wirkt immer auf die kontralaterale Körperseite

○ c) ist immer nachweisbar, unabhängig davon, ob eine Erkrankung vorliegt oder nicht

○ d) alle Antworten sind falsch

○ e) alle Antworten sind richtig

6. Der Thalamuspunkt in Silber gestochen hat:

○ a) blutdrucksteigernde Wirkung

○ b) blutdrucksenkende Wirkung

○ c) bei der Eklampsie seine Hauptindikation

○ d) darf nie in Silber gestochen werden

7. Der Thalamuspunkt ist nützlich bei:

○ a) Niesen

○ b) nicht nützlich bei arthrosebedingten Störungen

○ c) Prostatahypertrophie

○ d) Schmerzsyndromen

○ e) alle Antworten sind falsch

8. Beim Arbeiten mit dem Punktoskop

○ a) wird der elektrische Abtastgriffel immer streng rechtwinklig auf die zu untersuchende Hautstelle aufgesetzt

○ b) ist die Eindrucktiefe beim Abtasten sehr gering, nur 1 bis
2 mm

○ c) hält der Patient am Handgriff des Geräts den Massepol in
der Hand

○ d) hält der Arzt den Massepol in der Hand

○ e) muß der Aufdruck solange gesteigert werden, bis ein
Summton entsteht

○ f) alle Antworten sind richtig

○ g) Antwort A, B und C ist richtig

○ h) Antwort D und E ist richtig

9. Der Thalamuspunkt ist Punkt

- ○ a)
- ○ b)
- ○ c)
- ○ d)
- ○ e)
- ○ f)
- ○ g)
- ○ h)
- ○ i)

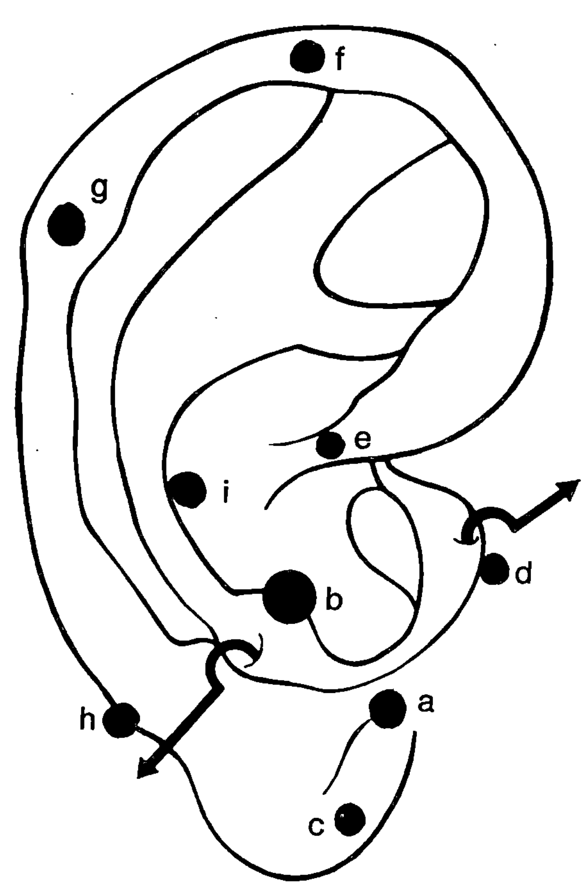

10. Der Nullpunkt ist der Punkt (Bild wie Frage 9)

○ a)   ○ e)

○ b)   ○ f)

○ c)   ○ g)

○ d)   ○ h)

                  ○ i)

11. Der Omega-Hauptpunkt ist der Punkt (Bild wie Frage 9)

○ a)   ○ e)

○ b)   ○ f)

○ c)   ○ g)

○ d)   ○ h)

                  ○ i)

12. Der Punkt des Plexus cardiacus ist der Punkt (Bild wie Frage 9)

○ a)   ○ e)

○ b)   ○ f)

○ c)   ○ g)

○ d)   ○ h)

                  ○ i)

13. Die Einstellung des Potentiometers des Punktoskops auf den Nullpunkt ist überholt, da

○   a) der Nullpunkt gar kein Hauptpunkt ist

○   b) der Nullpunkt grundsätzlich ein negatives Potential von 120 mV hat

○   c) dann als Bezugspunkt der Nullpunkt nicht genadelt würde und mithin bei einem Teil der Patienten die wichtige Behandlung dieses Hauptpunktes unterbleiben würde

○   d) das Potentiometer wird nach wie vor am Nullpunkt eingestellt

14. Der ▦ Bereich ist der Innervationsbereich des

○ a) N. glossopharyngeus

○ b) Plexus cervicalis superficialis

○ c) Vagus

○ d) Trigeminus

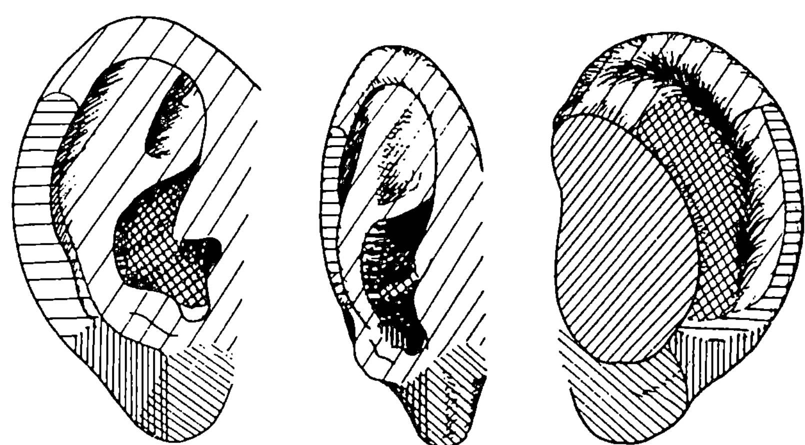

15. Beim Stechen der Nadel wird diese an der Ohrmuschel

○ a) von vorn nach hinten durchgestochen, die Nadelspitze wird hinter dem Ohr sichtbar

○ b) wenige Millimeter eingestochen, die Knorpelschicht kann berührt werden, sollte aber nicht verletzt oder durchbohrt werden

○ c) immer ca. 1 cm tangential unter die Haut geschoben

○ d) alle Antworten sind falsch

16. Beim RAC-Tasten sagt man: Der Puls ist verstärkt, wenn sich die Pulswellenlongitudinalverschiebung

○ a) zum Daumen des Patienten hinbewegt

○ b) zum Ellbogen des Patienten hinbewegt

○ c) zum Ellbogen des untersuchenden Arztes hinbewegt

○ d) alle Antworten sind falsch

17. Die Kombination der Punkte 1 und 2 ist gut für:

- ○ a) Angina pectoris
- ○ b) Heuschnupfen
- ○ c) Asthma (allergisch)
- ○ d) Depressionen
- ○ e) Gürtelrose
  (thorakaler Bereich)

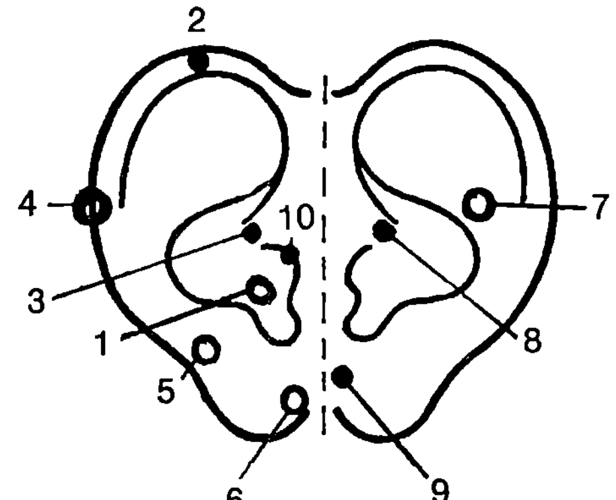

18. Die Kombination der Punkte 4 und 10 ist gut für:

- ○ a) Angina pectoris
- ○ b) Heuschnupfen
- ○ c) Asthma (allergisch)
- ○ d) Depressionen
- ○ e) Gürtelrose (thorakaler Bereich)

19. Die Kombination der Punkte 5 und 6 ist gut für:

- ○ a) Angina pectoris
- ○ b) Heuschnupfen
- ○ c) Asthma (allergisch)
- ○ d) Depressionen
- ○ e) Gürtelrose (thorakaler Bereich)

20. Die Kombination der Punkte 7 und 8, eventuell zusätzlich 9 ist gut für:

- ○ a) Angina pectoris
- ○ b) Heuschnupfen
- ○ c) Asthma (allergisch)
- ○ d) Depressionen
- ○ e) Gürtelrose (thorakaler Bereich)

21. Der Punkt 9 ist der Punkt

- ○ a) der Allergie
- ○ b) der Freude
- ○ c) der Sorge
- ○ d) des Niesens

22. Der Punkt 1 entspricht dem Punkt

- ○ a) ACTH
- ○ b) TSH
- ○ c) Gonadotropin
- ○ d) Nebenniere
- ○ e) Schilddrüse
- ○ f) Uterus/Prostata
- ○ g) Ovar/Hoden
- ○ h) Prolaktin
- ○ i) Hypophysenvorderlappen

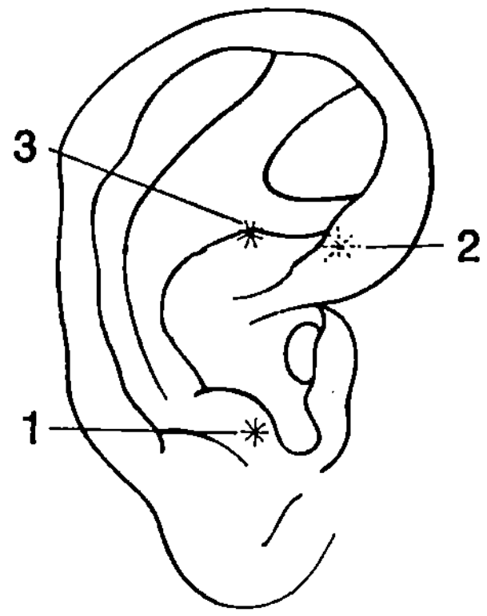

23. Der Punkt 2 in der Umschlagfalte entspricht dem Punkt

- a) ACTH
- b) TSH
- c) Gonadotropin
- d) Nebenniere
- e) Schilddrüse
- f) Uterus/Prostata
- g) Ovar/Hoden
- h) Prolaktin
- i) Hypophysenvorderlappen

24. Der Punkt 3 entspricht dem Punkt

- a) ACTH
- b) TSH
- c) Gonadotropin
- d) Nebenniere
- e) Schilddrüse
- f) Uterus/Prostata
- g) Ovar/Hoden
- h) Prolaktin
- i) Hypophysenvorderlappen

25. Die Abbildung zeigt:

- a) den sympathischen Grenzstrang
- b) den Vagus
- c) die sympathischen Medullarzentren (Pars intermedio-lateralis)
- d) die Plexus im Thorakalbereich

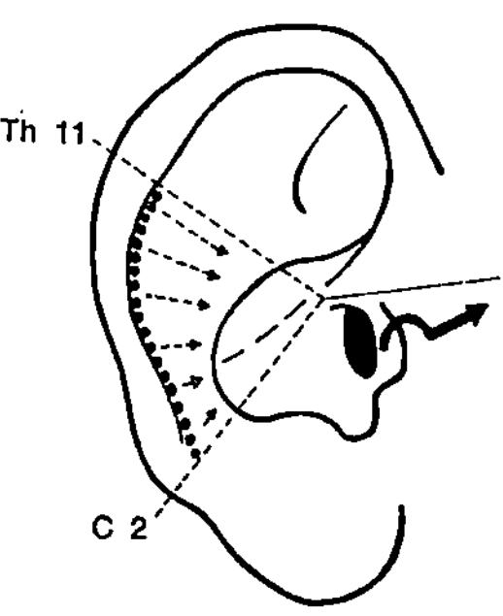

AUFLÖSUNG	richtig	falsch
1 c	○	○
2 c	○	○
3 b	○	○
4 f	○	○
5 d	○	○
6 a	○	○
7 d	○	○
8 g	○	○
9 b	○	○
10 e	○	○
11 c	○	○
12 i	○	○
13 c	○	○
14 b	○	○
15 b	○	○
16 a	○	○
17 c	○	○
18 e	○	○
19 d	○	○
20 a	○	○
21 c	○	○
22 c	○	○
23 f	○	○
24 d	○	○
25 c	○	○

Prüfung für das A-Diplom
(Bereich Aurikulomedizin)
vom 1. April 1977

1. Mit Hilfe des Steigbügeltasters sind folgende Punkte leicht auffindbar:

○ a) Punkt 1/3/6

○ b) Punkt 1/2/3/4

○ c) Punkt 4/5/6

○ d) keiner dieser Punkte

○ e) alle angegebenen Punkte

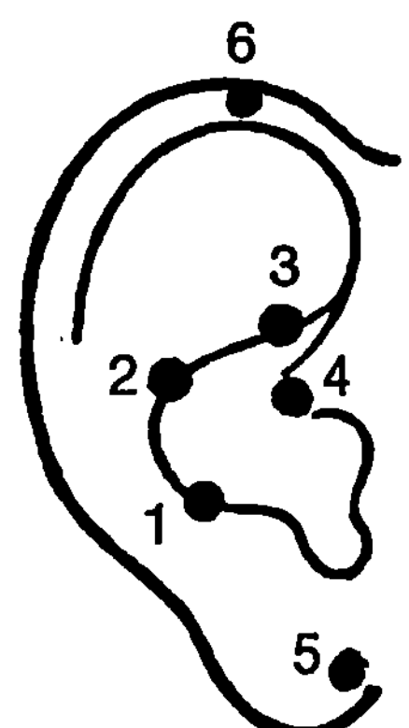

2. Die Einstellung des Potentiometers des Punktoskops auf den Nullpunkt ist überholt, da:

○ a) der Nullpunkt grundsätzlich ein positives Potential hat, und man dann keine „Gold"-Punkte mehr finden würde

○ b) das Potentiometer wird nach wie vor am Nullpunkt eingestellt

○ c) unabhängig von der Punktoskopeinstellung wird bei den meisten Patienten der Nullpunkt rechts in Gold und links in Silber genadelt (Yang-Yin-Ausgleich)

○ d) alle Antworten sind falsch

○ e) Antworten a, b, c sind richtig

3. Beim Arbeiten mit dem Punktoskop

O a) wird der elektrische Abtastgriffel immer exakt in einem Winkel von 45 Grad auf die zu untersuchende Hautstelle aufgesetzt

O b) ist die Eindrucktiefe des Abtastgriffels beim Abtasten sehr gering, nur 1–2 mm

O c) hält der Patient am Handgriff des Gerätes den Massepol in der Hand

O d) hält der Arzt den Massepol in der Hand

O e) muß der Aufdruck solange gesteigert werden, bis ein Summton entsteht

O f) alle Antworten sind falsch

O g) Antwort B und C ist richtig

O h) Antwort D und E ist richtig

4. Der Punkt der Aurikulomedizin:

O a) wirkt immer im gleichen Sinne, unabhängig von der Art des verwendeten Nadelmetalls

O b) ist immer nachweisbar, unabhängig davon, ob eine Erkrankung vorliegt oder nicht

O c) zeigt immer eine gekreuzte Wirkung, d. h. man muß immer das rechte Ohr behandeln, wenn die Störung im linken Körperbereich vorhanden ist und umgekehrt

O d) alle Antworten sind falsch

O e) alle Antworten sind richtig

5. Der Thalamuspunkt in Gold gestochen hat:

O a) blutdrucksteigernde Wirkung

O b) blutdrucksenkende Wirkung

O c) darf nie in Gold gestochen werden

O d) darf nie in Silber gestochen werden

6. Der Ovar-(Testis-)Punkt ist Punkt:

- ○ a)
- ○ b)
- ○ c)
- ○ d)
- ○ e)
- ○ f) in Umschlagfalte
- ○ g) in Umschlagfalte
- ○ h) in Umschlagfalte

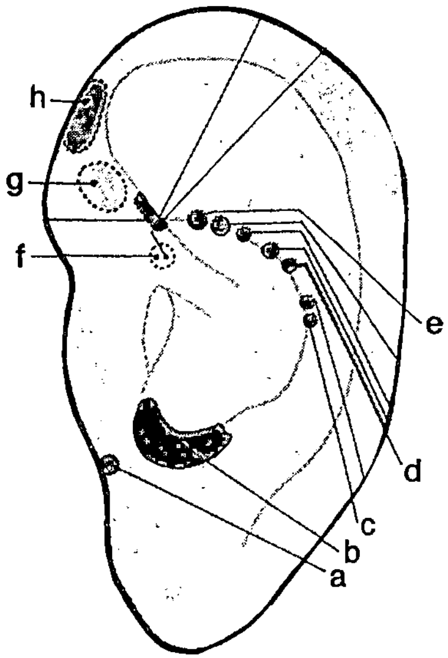

7. Der Punkt des Thymus ist Punkt:

○ a)	○ d)	○ g)
○ b)	○ e)	○ h)
○ c)	○ f)	

8. Der Punkt der Niere (Parenchympunkt) ist Punkt:

○ a)	○ d)	○ g)
○ b)	○ e)	○ h)
○ c)	○ f)	

9. Der Punkt der Hypophyse ist Punkt:

○ a)	○ d)	○ g)
○ b)	○ e)	○ h)
○ c)	○ f)	

10. Der motorische Herzpunkt ist Punkt:

○ a)
○ b)
○ c)
○ d)
○ e)
○ f)
○ g)
○ h)
○ i) nicht auf Abbildung

Ohrrückseite links

11. Der motorische Punkt des Rektum ist Punkt:

○ a)   ○ d)   ○ g)
○ b)   ○ e)   ○ h)
○ c)   ○ f)   ○ i) nicht auf Abbildung

12. Der motorische Punkt des Magens ist Punkt:

○ a)   ○ d)   ○ g)
○ b)   ○ e)   ○ h)
○ c)   ○ f)   ○ i) nicht auf Abbildung

13. Der motorische Punkt der Lunge ist Punkt:

○ a)   ○ d)   ○ g)
○ b)   ○ e)   ○ h)
○ c)   ○ f)   ○ i) nicht auf Abbildung

14. Der Punkt der Epiphyse ist Punkt:

- O a)
- O b)
- O c)
- O d)
- O e)
- O f)
- O g)
- O h)
- O j)
- O k)
- O l)
- O m) nicht auf Abbildung

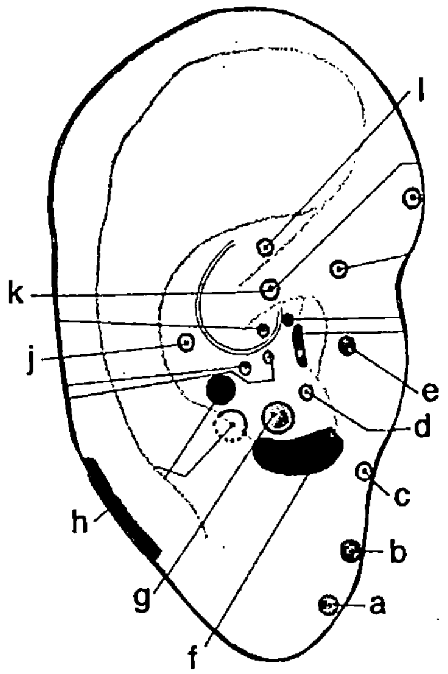

15. Der Punkt des Plexus coeliacus ist:

- O a)
- O b)
- O c)
- O d)
- O e)
- O f)
- O g)
- O h)
- O j)
- O k)
- O l)
- O m) nicht auf Abbildung

16. Der Punkt für den N. trigeminus ist:

- O a)
- O b)
- O c)
- O d)
- O e)
- O f)
- O g)
- O h)
- O j)
- O k)
- O l)
- O m) nicht auf Abbildung

17. Der Punkt für den Plexus hypogastricus ist Punkt:

- O a)
- O b)
- O c)
- O d)
- O e)
- O f)
- O g)
- O h)
- O j)
- O k)
- O l)
- O m) nicht auf Abbildung

18. Der Lateralitätssteuerpunkt ist der Punkt

○   a)
○   b)
○   c)
○   d)
○   e)
○   f)
○   g)
○   h)
○   i)   nicht auf Abbildung

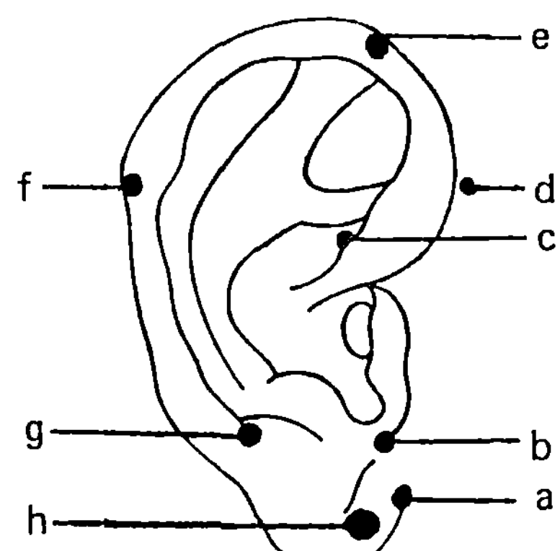

19. Der Omega-Hauptpunkt ist Punkt:

○   a)
○   b)
○   c)
○   d)
○   e)
○   f)   nicht auf Abbildung

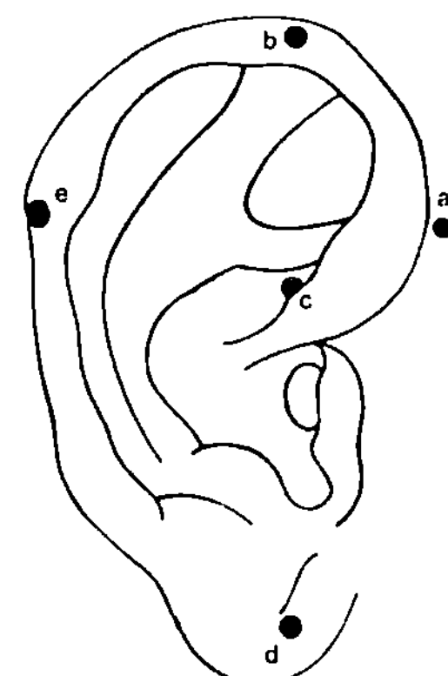

20. Der Omega-Hauptpunkt wird:

○ a) grundsätzlich nur zusammen mit Omega 1 und Omega 2 gestochen

○ b) häufig bei chronischen Krankheiten gestochen

○ c) selten bei chronischen Krankheiten gestochen

○ d) bei Linkshändern rechts und bei Rechtshändern links gefunden

AUFLÖSUNG	Zur Selbstkontrolle (die eigene Beantwortung war):	
	richtig	falsch
1 b	○	○
2 d	○	○
3 g	○	○
4 d	○	○
5 b	○	○
6 f	○	○
7 d	○	○
8 h	○	○
9 b	○	○
10 b	○	○
11 h	○	○
12 c	○	○
13 e	○	○
14 c	○	○
15 k	○	○
16 h	○	○
17 l	○	○
18 i	○	○
19 d	○	○
20 b	○	○

Prüfung für das A-Diplom
(Bereich Aurikulomedizin)
vom 25. November 1977

1. Die wichtigste Frage in der Ohrakupunktur ist:

- ○ a) welchen Punkt steche ich?
- ○ b) mit welchem Nadelmetall muß der gefundene Punkt stimuliert werden?
- ○ c) ist dieser Fall überhaupt für die Ohrakupunktur geeignet?
- ○ d) sind die Batterien im Punktsuchgerät noch funktionstüchtig?

2. Endogene Depression:

- ○ a) wird meist durch Stimulation des Anti-Depressionspunktes und zugehöriger Energiepunkte behandelt
- ○ b) wird besser mit Schädel- als mit Ohrakupunktur behandelt
- ○ c) zählt zu den Kontraindikationen der Ohrakupunktur
- ○ d) hierbei müssen die gestochenen Nadeln ca. 10 Minuten elektrisch stimuliert werden, sonst ist die Wirkung zu schwach

3. Für die Arealgröße des Projektionsfeldes einer Körperregion am Ohr ist bestimmend:

- ○ a) die Masse eines Körperteils
- ○ b) die Größe eines Körperteils
- ○ c) die Zahl der Rezeptoren
- ○ d) der Platz der Lokalisation am Ohrläppchen, bzw. Scapha oder im Cavum conchae

4. Bei der einfachen Hautwiderstandsmessung (nicht Differentialmessung):

- ○ a) hält der Patient die Masseelektrode in der Hand
- ○ b) hält der Arzt die Suchelektrode in der Hand
- ○ c) läßt sich nicht feststellen, ob ein Punkt tonisiert oder sediert werden muß

○ d) die Antworten a, b und c sind falsch

○ e) die Antworten a, b und c sind richtig

5. Wir kennen drei Omega-Punkte. Welcher Omega-Punkt findet sich vornehmlich bei psychosomatischen Erkrankungen?

○ a) Omega-Hauptpunkt

○ b) Omega 1

○ c) Omega 2

6. Unter Lateralitätsinstabilität verstehen wir:

○ a) ob ein Mensch Rechtshänder oder Linkshänder ist

○ b) eine Störung der Dominanz einer Hemisphäre über die andere

○ c) ob dem rationalen Denken die linke Hemisphäre zugeordnet ist

○ d) ob den emotionalen Denkakten mehr die rechte Hemisphäre entspricht

7. Patienten mit gestörter Hirndominanz haben normalerweise:

○ a) einen guten Orientierungssinn

○ b) einen schlechten Orientierungssinn

○ c) schnell gute Therapieerfolge ohne besondere Vorbehandlung

○ d) dürfen überhaupt nicht mit Akupunktur behandelt werden

8. Beim Tasten des RAC:

○   a) muß man einen Fingeraufdruck, der etwa 100 g entspricht, wählen

○   b) muß der Daumen des Untersuchers möglichst flach auf der Pulstaststelle aufliegen

○   c) muß der RAC negativ werden, wenn man auf eine gesunde Hautstelle ein schwaches Licht aufwirft

○   d) muß der RAC positiv werden, wenn man auf eine gesunde Hautstelle ein schwaches Licht aufwirft

9. Der Punkt Omega 1 entspricht:

○   a) der psychischen Persönlichkeit

○   b) dem Verhältnis zu anderen Dingen und Menschen (Punkt der Umweltsbeziehungen)

○   c) der vegetativen Persönlichkeit

○   d) alle Antworten sind falsch

10. Bei der tonisierenden Massage wird:

○   a) zentrifugal von dem gefundenen Punkt wegmassiert

○   b) zentripetal zu dem gefundenen Punkt hinmassiert

○   c) der Punkt von links nach rechts massiert

○   d) der Punkt von rechts nach links massiert

11. Die Sterilisation der Nadeln:

○   a) ist überflüssig, wegen der oligodynamischen Wirkung der Metalle gegen Hepatitisviren

○   b) muß so vorgenommen werden, daß Gold- und Silbernadeln immer gleichzeitig sterilisiert werden

○ c) um die Nadeln schön spitz zu halten, ist es günstiger, mit
der Kältesterilisation (Tiefkühlfach von minus 12 Grad für
2 Stunden) zu arbeiten

○ d) muß so vorgenommen werden, daß bei der Hitzesterilisation die Nadeln mindestens für 30 Minuten eine Temperatur von 180 Grad aufweisen. Die Anheizzeit kommt noch
dazu

12. Bei der Moxibustion werden:

○ a) Silbernadeln kurz, z. B. elektrisch, oder mit Moxa an
ihrem Ende erhitzt

○ b) Silbernadeln kurz mit Kohlensäure vereist, anschließend
erfolgt die bekannte paradoxe Reaktion

○ c) keine Einzelpunkte, sondern immer nur ganze Zonen erwärmt

○ d) alle Antworten sind richtig

○ e) alle Antworten sind falsch

**13. Falls der Patient unmittelbar (also etwa in den ersten 15
Sekunden) nach dem Einstechen der Nadeln eine deutliche
Verschlechterung verspürt, z. B. Zunahme des Schmerzes,
ist dies:**

○ a) ein positives Zeichen, da keine Reaktionsstarre vorliegt

○ b) ein Zeichen, daß man sich in der Wahl des Nadelmetalls
geirrt hat. Die Nadel muß sofort herausgezogen werden
und durch das entgegengesetzte Nadelmetall oder eine
Stahlnadel ersetzt werden

○ c) die bekannte Erstverschlechterung, ähnlich der Anfangs-
verschlechterung, die Patienten beim Beginn einer Bade-
kur angeben

○ d) die gestochene Nadel muß sofort im Sinne einer Moxibustion erwärmt werden

14. Die Behandlung der pathologischen Punkte der mittleren und tiefen Gewebeschicht der Ohrmuschel ist:

○ a) nur notwendig, wenn es sich um Gelenkbeschwerden handelt

○ b) nur bei globaler Energiefülle notwendig

○ c) nur bei globaler Energieleere notwendig

○ d) immer notwendig, wenn diese Gewebeschichten eine Störung aufweisen, d.h. am Ende einer Behandlung müssen alle Gewebeschichten normales Reflexverhalten aufweisen

15. Der Punkt des Vagus ist Punkt:

○ a)
○ b)
○ c)
○ d)
○ e)
○ f)
○ g)
○ h)
○ j)
○ k)
○ l)

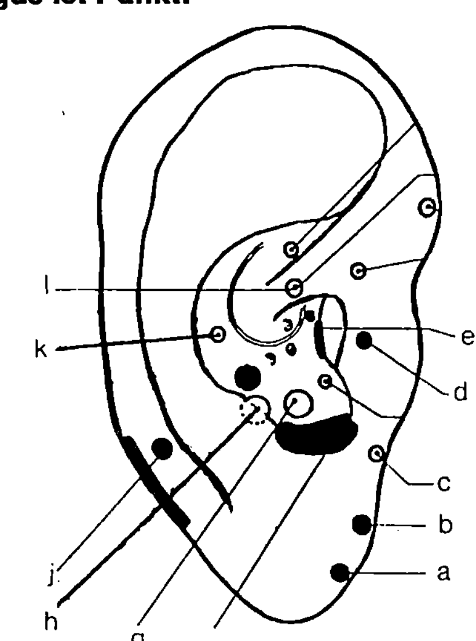

16. Der Punkt des Thalamus ist Punkt (Abb. siehe Frage 15):

○ a)	○ e)	○ j)
○ b)	○ f)	○ k)
○ c)	○ g)	○ l)
○ d)	○ h)	

17. Der Punkt der Hypophyse ist Punkt (Abb. siehe Frage 15):

○ a)	○ e)	○ j)
○ b)	○ f)	○ k)
○ c)	○ g)	○ l)
○ d)	○ h)	

18. Der Punkt des Plexus solaris ist Punkt (Abb. siehe Frage 15):

○ a)	○ e)	○ j)
○ b)	○ f)	○ k)
○ c)	○ g)	○ l)
○ d)	○ h)	

19. Der Punkt des Uterus ist Punkt:

○   a)   in Umschlagfalte
○   b)   in Umschlagfalte
○   c)   in Umschlagfalte
○   d)
○   e)
○   f)
○   g)
○   h)
○   j)

20. Der Punkt der Schilddrüse ist Punkt (Abb. siehe Frage 19):

○ a)	○ d)	○ g)
○ b)	○ e)	○ h)
○ c)	○ f)	○ j)

21. Der Punkt der Epiphyse ist Punkt (Abb. siehe Frage 19):

○ a)	○ d)	○ g)
○ b)	○ e)	○ h)
○ c)	○ f)	○ j)

	Zur Selbstkontrolle (die eigene Beantwortung war):	
AUFLÖSUNG	richtig	falsch
1 c	○	○
2 c	○	○
3 c	○	○
4 e	○	○
5 a	○	○
6 b	○	○
7 b	○	○
8 d	○	○
9 c	○	○
10 b	○	○
11 d	○	○
12 e	○	○
13 b	○	○
14 d	○	○
15 e	○	○
16 h	○	○
17 f	○	○
18 l	○	○
19 b	○	○
20 g	○	○
21 j	○	○

**Prüfung für das A-Diplom
(Bereich Aurikulomedizin)
vom 10. Februar 1978**

1. Der Unterschied in der Anwendung zwischen Nadeltaster und Drucktaster liegt in der Untersuchung der Gewebeschichten:

○ a) der Nadeltaster kann wegen seiner Spitze besser die tiefe Gewebeschicht erreichen.

○ b) wegen der schwächeren Feder ist der Nadeltaster in erster Linie für die mittlere Gewebeschicht geeignet.

○ c) der Drucktaster hat eine schwächere Feder als der Nadeltaster.

○ d) der Drucktaster ist durch seine stärkere Feder vor allem für die Untersuchung der mittleren und tiefen Gewebeschicht geeignet.

2. Der Theramagnetic ist re. auf Nordpol, li. auf Südpol eingestellt

Es handelt sich um eine

○ a) Asthma-Behandlung

○ b) lateralitätsstabilisierende Behandlung bei einem Linkshänder

○ c) blutdrucksenkende Behandlung eines Rechtshänders

○ d) Unterstützung beim Schmerz-Syndrom

3. Neben der Gabe eines Digitalis-Präparates kann zur Unterstützung bei Herzinsuffizienz der folgende Punkt genadelt werden (nur einen Punkt angeben):

○ a)
○ b)
○ c)
○ d)
○ e)
○ f)
○ g)
○ h)

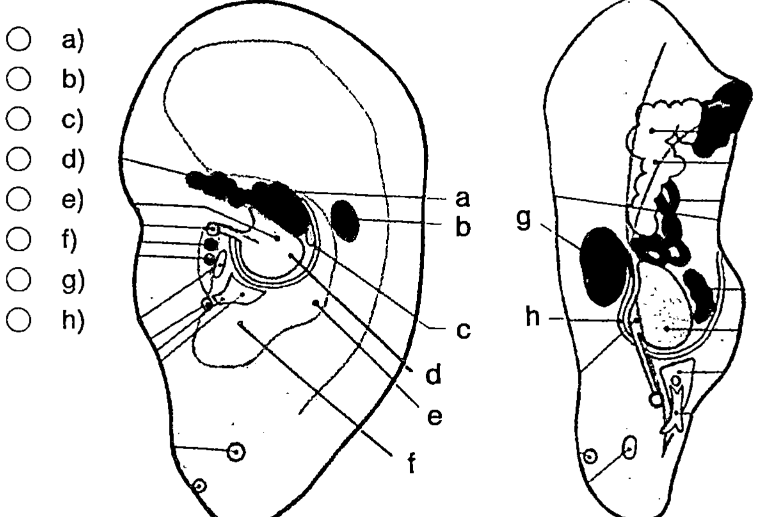

4. Bei der Angina pectoris wäre bei obiger Abbildung welcher Punkt angezeigt? (Abb. siehe Frage 3)

○ a) ○ e)

○ b) ○ f)

○ c) ○ g)

○ d) ○ h)

5. Der Punkt des Plexus coeliacus (motorisch) ist Punkt:

○ a)

○ b)

○ c)

○ d)

○ e)

○ f)

○ g)

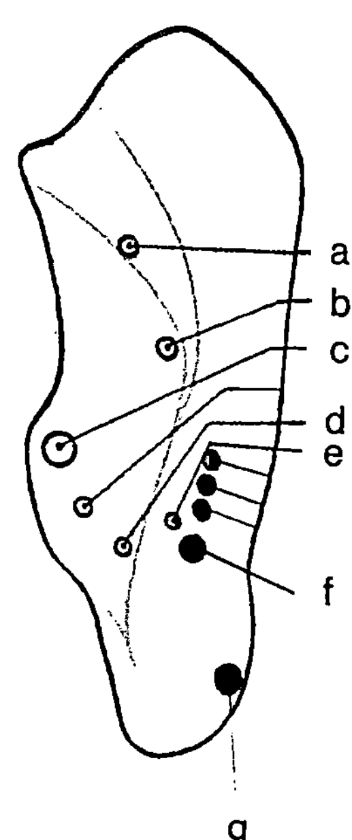

6. Der Punkt des N. facialis ist Punkt (Abb. siehe Frage 5):

○ a)

○ b)

○ c)

○ d)

○ e)

○ f)

○ g)

76

7. Der sensible Punkt der Gallenblase (Parenchympunkt) ist Punkt (Abb. siehe Frage 8):

- ○ a)
- ○ b)
- ○ c)
- ○ d)
- ○ e)
- ○ f)
- ○ g)

8. Der Punkt der Leber (Parenchympunkt) ist Punkt:

- ○ a)
- ○ b)
- ○ c)
- ○ d)
- ○ e)
- ○ f)
- ○ g)

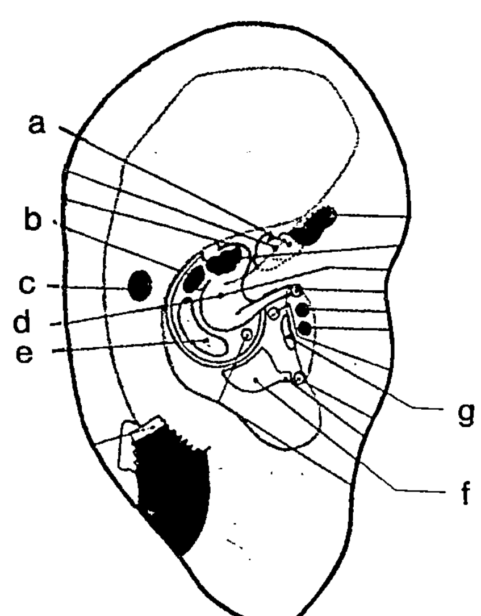

9. Der Punkt der Lunge ist Punkt (Abb. siehe Frage 8):

- ○ a)
- ○ b)
- ○ c)
- ○ d)
- ○ e)
- ○ f)
- ○ g)

10. Der motorische Punkt der Gallenblase ist der Punkt:

○ a)
○ b)
○ c)
○ d)
○ e)
○ f)
○ g)

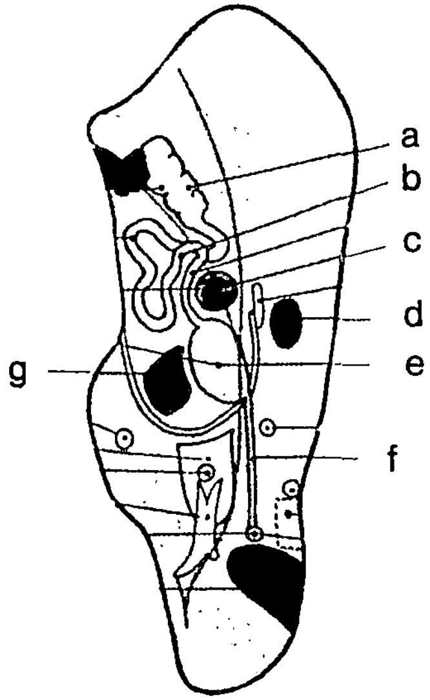

11. Der motorische Punkt des Cor dextrum ist der Punkt (Abb. siehe Frage 10):

○ a)
○ b)
○ c)
○ d)
○ e)
○ f)
○ g)

12. Der Punkt des Cortex praefrontalis ist Punkt (Abb. siehe Frage 13):

○ a)
○ b)
○ c)
○ d)
○ e)
○ f)
○ g)

13. Der Punkt des Parasympathikus cranialis ist der Punkt:

○ a)
○ b)
○ c)
○ d)
○ e)
○ f)
○ g)
○ h) nicht auf
    Abbildung

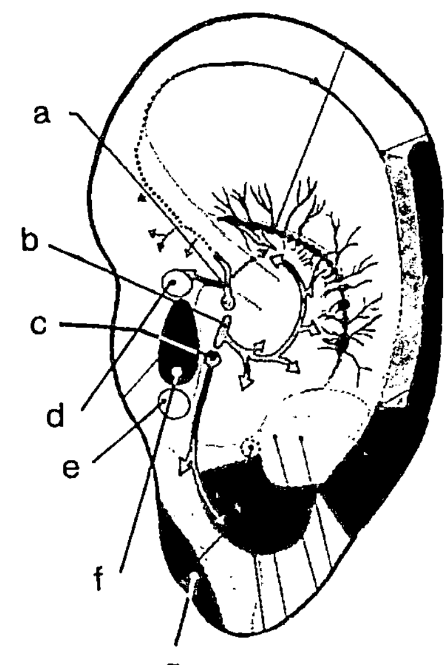

14. Der Punkt des Corpus callosum ist der Punkt:

○ a)
○ b)
○ c)
○ d)
○ e)
○ f)
○ g)
○ h) nicht auf Abbildung

15. Die Lokalisation eines pathologischen Punktes:

○ a) bestimmt zugleich immer die zu treffende Nadelauswahl.
○ b) gibt einen Hinweis auf Ort und Art des pathologischen Geschehens.
○ c) läßt das Alter des Patienten bestimmen.

**16. Da beim Punktoskop der Meßwert zwischen Mittelachse
einerseits mit dem Meßwert aus Ringelektrode andererseits
über eine Brückenschaltung zur Masse-Elektrode verglichen
wird (Differentialmessung),**

○ a) muß sowohl der Aufdruck als auch Hautkontakt der Mittel-
wie der Ringelektrode gleich optimal sein, daher muß der
Untersuchungsgriffel rechtwinklig mit geringem Aufdruck
auf die Haut aufgesetzt werden.

○ b) ist es möglich, festzustellen, ob ein an der Mittelachsen-
elektrode gemessener Punkt erhöhten oder erniedrigten
Hautwiderstand gegenüber seiner Umgebung (Ringelektrode) aufweist. Bei erhöhtem Hautwiderstand wird normalerweise eine Silbernadel, bei erniedrigtem Hautwiderstand eine Goldnadel zur Therapie Verwendung finden.

○ c) führt ein **zwei**adriges Kabel vom Suchgriffel zum Apparateteil.
Der Patient hält die Masse-Elektrode (Handgriff des Punktoskops) in der Hand.

○ d) müssen beide Elektroden voneinander im Suchgriffel elektrisch isoliert sein.

○ e) Antwort a) und d) ist richtig, b) und c) ist falsch.

○ f) Antwort a), b), c) und d) sind richtig.

○ g) alle Antworten sind falsch.

**17. Bei der Nadelung eines Punktes mit stark erniedrigtem Haut-
widerstand (Differentialmessung)**

○ a) empfiehlt sich die Verwendung einer Stahlnadel.

○ b) empfiehlt sich die Verwendung einer dicken Goldnadel.

○ c) empfiehlt sich die Verwendung einer dicken Silbernadel.

○ d) kann sich die Verwendung einer Dauernadel je nach
Einzelfall empfehlen.

○ e) Antwort c) und d) ist richtig.

○ f) Antwort b) und d) ist richtig.

○ g) alle Antworten sind falsch.

18. Gold und Silbernadeln

○ a) dürfen immer zusammen beim gleichen Sterilisationsvorgang sterilisiert werden.

○ b) dürfen nie zusammen sterilisiert werden, da aufgrund der Ionenwanderung sich auf Goldnadeln ein silbriger Überzug bildet und umgekehrt.

○ c) brauchen überhaupt nicht sterilisiert zu werden. Hepatitis wird bekannntlich nur durch Mücken übertragen.

19. Die Moxibustion oder Kauterisation

○ a) ist zur Behandlung energiestarker Punkt (Punkte mit stark erhöhtem Hautwiderstand) geeignet.

○ b) ist zur Behandlung energieschwacher Punkte (Punkte mit stark erniedrigtem Hautwiderstand) geeignet.

○ c) wird solange angewendet, bis der Patient die volle Wärme verspürt, wenn das Ende der Nadel mit dem Feuerzeug erwärmt wird. Die früher gebräuchliche „Stottertechnik" ist überholt.

20. Bei der elektrischen Stimulation der Nadeln

○ a) muß der an die Nadel angelegte Gleichstrom stark sein und sollte ca. 10 Minuten lang wirken.

○ b) ist bei Verwendung hoher Stromstärken grundsätzlich Wechselstrom mit möglichst geringer Gleichstromkomponente zu verwenden, um keine Verbrennung um die Einstichstelle zu provozieren.

○ c) dürfen nur VDE geprüfte Geräte im Betrieb mit **Netz**anschluß verwendet werden. Die chinesischen Geräte weisen in der Regel nicht den in Deutschland vorgeschriebenen Trenntrafo auf und dürfen daher nur im **Bat**teriebetrieb Verwendung finden.

○ d) Antwort a) und b) ist richtig.

○ e) Antwort b) und c) ist richtig.

○ f) alle Antworten sind falsch.

AUFLÖSUNG	Zur Selbstkontrolle (die eigene Beantwortung war):	
	richtig	falsch
1 d	○	○
2 b	○	○
3 g	○	○
4 b	○	○
5 c	○	○
6 f	○	○
7 b	○	○
8 e	○	○
9 f	○	○
10 c	○	○
11 d	○	○
12 g	○	○
13 c	○	○
14 f	○	○
15 b	○	○
16 f	○	○
17 f	○	○
18 b	○	○
19 b	○	○
20 e	○	○

Prüfung für das A-Diplom
(Bereich Aurikulomedizin)
vom 13. Mai 1979

1.

○ a) Der Drucktaster wird immer in einem Winkel von 45 Grad zur Hautoberfläche der Ohrmuschel gehalten.

○ b) Der Aufdruck des Drucktasters beträgt bei ganz eingedrückter Spitze etwa 120 g.

○ c) Die Drucksensibilität der Korrespondenzpunkte am Ohr erlaubt objektive Aussagen.

○ d) Die Aufdruckfläche des Dorns beträgt 1 qcm.

2.

○ a) Der Summton des Punktoskops darf nicht über einem gefundenen Punkt konstant sein, das akustische Signal darf nur kurz dauern.

○ b) Beim Messen der Ohrpunkte mit dem Punktoskop wird 5−10 mm tief die Suchelektrode eingedrückt.

○ c) Die Suchelektroden werden immer in einem Winkel von 90 Grad zur Hautoberfläche des Ohres gehalten.

○ d) Das Potentiometer des Punktoskops wird nach wie vor auf den Nullpunkt des Ohres eingestellt.

3. Beim Arbeiten mit dem Punktoskop

○ a) sollen möglichst viele Punkte gefunden werden, ca. 8 bis 10 Punkte pro Ohr

○ b) werden insgesamt selten mehr als vier Punkte als wichtige Punkte notiert und dann genadelt

○ c) werden ausschließlich sogenannte Goldpunkte gefunden

○ d) werden ausschließlich sogenannte Silberpunkte gefunden.

4.

○ a) die Größe der gefundenen Ohrpunkte ist stets $0,1\ mm^2$

○ b) die Größe der gefundenen Ohrpunkte ist stets $1\ mm^2$

○ c) die Größe der gefundenen Ohrpunkte ist variabel und kann von 0,1 bis zu mehreren mm² betragen (z.B. Dickdarmstörungen, parenchymatöse Leberaffektionen usw.)

○ d) unabhängig von der Ausdehnung des gefundenen Punktes sind stets die 3 cm langen Japannadeln am Ohr zu verwenden.

5. (auch bei dieser Frage bitte nur eine Antwort ankreuzen!)

○ a) Bei schwachen oder entladenen Batterien kann auch ohne Hautkontakt das Punktoskop einen Dauerton erzeugen oder aber das Gerät läßt gar keine Punkte mehr finden

○ b) die Batterien des Punktoskops sollte man bei starker Inanspruchnahme des Geräts alle Monate austauschen.

○ c) Da sich zwischen Stab- und Zylinderelektrode des Punktoskops Hautschuppen festsetzen und damit die Messung durch falschen Kontakt beeinträchtigen können, sollte vor Beginn der Punktsuche die Stabelelektrode nach Zurückziehen der Zylinderelektrode überprüft und gegebenenfalls gereinigt werden.

○ d) Antwort a), b) und c) ist richtig

○ e) Antwort a) und b) ist richtig, c) ist falsch

○ f) Antwort a), b) und c) ist falsch.

6. Hat man versehentlich statt einer Goldnadel eine Silbernadel in den gefundenen Ohrpunkt gestochen,

○ a) so darf man die Silbernadel ruhig gestochen lassen, die Wahl des Nadelmetalls hat ohnehin keine Bedeutung

○ b) so ist in der Regel eine **sofortige** Verschlechterung der peripheren Beschwerden erkennbar. Die Silbernadel muß unverzüglich gezogen werden und durch eine Gold-, oder wenn man unsicher ist, durch eine Stahlnadel ersetzt werden

○ c) man läßt die Silbernadel gestochen, erhitzt aber auf dem anderen Ohr den identischen Punkt (kontralaterale Moxibustionstechnik)

○ d) man erhitzt die gestochene Silbernadel (homolaterale Moxibustionstechnik).

86

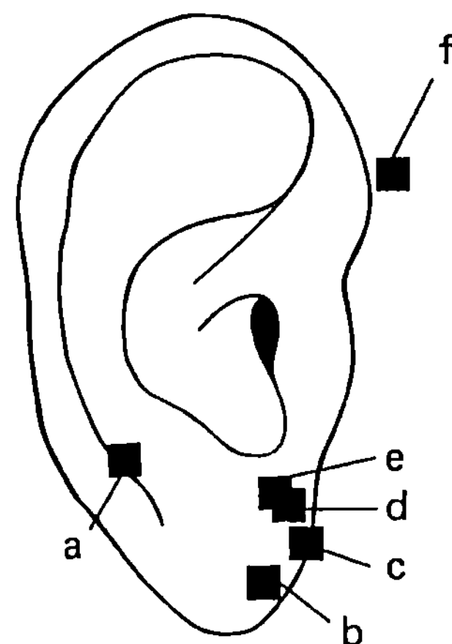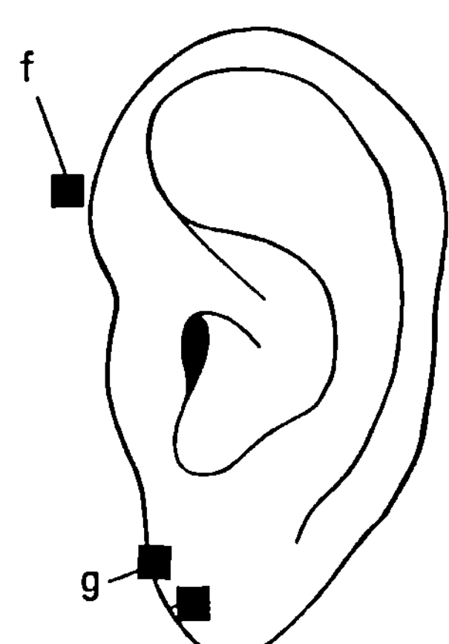

7. Der Punkt „Aggression" ist bei obiger Abbildung Punkt:

- ◯ a)
- ◯ b)
- ◯ c)
- ◯ d)
- ◯ e)
- ◯ f)
- ◯ g)
- ◯ h) nicht auf Abbildung

8. Der Punkt der „Angst" ist bei obiger Abbildung Punkt:

- ◯ a)
- ◯ b)
- ◯ c)
- ◯ d)
- ◯ e)
- ◯ f)
- ◯ g)
- ◯ h) nicht auf Abbildung

9. Der sogenannte „Ärger"-Punkt ist bei obiger Abbildung:

- ◯ a)
- ◯ b)
- ◯ c)
- ◯ d)
- ◯ e)
- ◯ f)
- ◯ g)
- ◯ h) nicht auf Abbildung

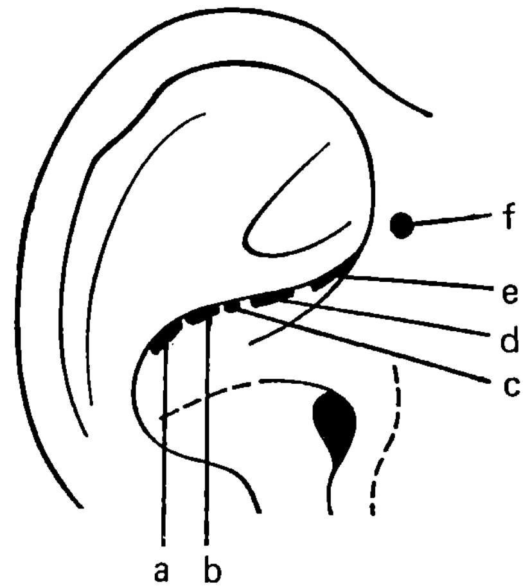

Obige Abbildung zeigt die *vegetative* Innervation der Baucheingeweide in ihrer Projektion (davon müssen bekanntlich die Organ-Projektionen unterschieden werden, z.B. gibt es einen parenchymatösen Leberpunkt und einen sogenannten nervalen Leberpunkt).

10. Der sogenannte nervale Punkt für Speiseröhre und Magen ist Punkt:

○ a) ○ c) ○ e) ○ g) nicht auf Abbildung
○ b) ○ d) ○ f)

11. Der sogenannte nervale Punkt für Dünndarm ist Punkt:

○ a) ○ c) ○ e) ○ g) nicht auf Abbildung
○ b) ○ d) ○ f)

12. Der sogenannte Nullpunkt (plexus coeliacus) ist Punkt:

○ a) ○ c) ○ e) ○ g) nicht auf Abbildung
○ b) ○ d) ○ f)

13. Der Punkt des plexus hypogastricus ist Punkt:

○ a) ○ c) ○ e) ○ g) nicht auf Abbildung
○ b) ○ d) ○ f)

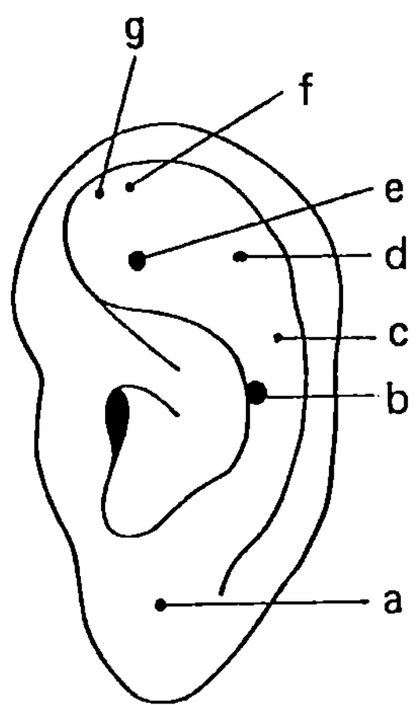

14. Bei obiger Abbildung ist der Punkt für das Knie der Punkt:

○ a)   ○ d)   ○ g)
○ b)   ○ e)   ○ h) nicht auf Abbildung
○ c)   ○ f)

15. und der Punkt für den 7. Halswirbel der Punkt:

○ a)   ○ d)   ○ g)
○ b)   ○ e)   ○ h) nicht auf Abbildung
○ c)   ○ f)

16. und der Punkt für das Handgelenk der Punkt:

○ a)   ○ d)   ○ g)
○ b)   ○ e)   ○ h) nicht auf Abbildung
○ c)   ○ f)

17. und der Punkt für das Auge:

○ a)   ○ d)   ○ g)
○ b)   ○ e)   ○ h) nicht auf Abbildung
○ c)   ○ f)

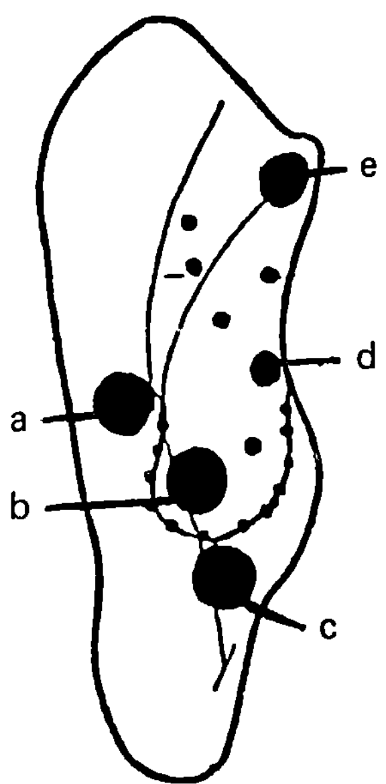

Obige Abbildung zeigt die mediale Ohrseite eines linken Ohres.

18. Der motorische Punkt für das Rektum ist Punkt:

  ○ a)   ○ c)   ○ e)

  ○ b)   ○ d)   ○ f) nicht auf Abbildung

19. Der motorische Magenpunkt ist Punkt:

  ○ a)   ○ c)   ○ e)

  ○ b)   ○ d)   ○ f) nicht auf Abbildung

20. Der motorische Herzpunkt ist Punkt:

  ○ a)   ○ c)   ○ e)

  ○ b)   ○ d)   ○ f) nicht auf Abbildung

AUFLÖSUNG	Zur Selbstkontrolle (die eigene Beantwortung war):	
	richtig	falsch
1 b	○	○
2 c	○	○
3 b	○	○
4 c	○	○
5 d	○	○
6 b	○	○
7 e	○	○
8 c	○	○
9 h	○	○
10 a	○	○
11 b	○	○
12 g	○	○
13 g	○	○
14 e	○	○
15 b	○	○
16 d	○	○
17 a	○	○
18 e	○	○
19 b	○	○
20 a	○	○

Prüfung für das A-Diplom
(Bereich Aurikulomedizin)
vom 13. März 1981

**Welcher Punkt in nebenstehender
Abbildung entspricht dem/den**

1. Plexus Coeliacus

○ a)   ○ c)   ○ e)
○ b)   ○ d)   ○ f) nicht auf Abbildung

2. N. Facialis

○ a)   ○ c)   ○ e)
○ b)   ○ d)   ○ f) nicht auf Abbildung

3. Nn. Oculi motores (II, IV–VI)

○ a)   ○ c)   ○ e)
○ b)   ○ d)   ○ f) nicht auf Abbildung

**4. Falls der Patient unmittelbar (also etwa in den ersten
15 Sekunden) nach dem Einstechen der Nadel eine deutliche
Verschlechterung verspürt, z.B. Zunahme des Schmerzes,
ist dies**

○   a) ein positives Zeichen, da keine Reaktionsstarre vorliegt

○   b) ein Zeichen, daß man sich in der Wahl des Nadelmetalls geirrt
        hat. Die Nadel muß sofort herausgezogen werden und durch
        das entgegengesetzte Nadelmetall oder eine Stahlnadel er-
        setzt werden

○   c) die bekannte Erstverschlechterung, ähnlich der Anfangsver-
        schlechterung, die Patienten beim Beginn einer Badekur an-
        geben

○   d) die gestochene Nadel muß sofort im Sinne einer Moxibustion
        erwärmt werden

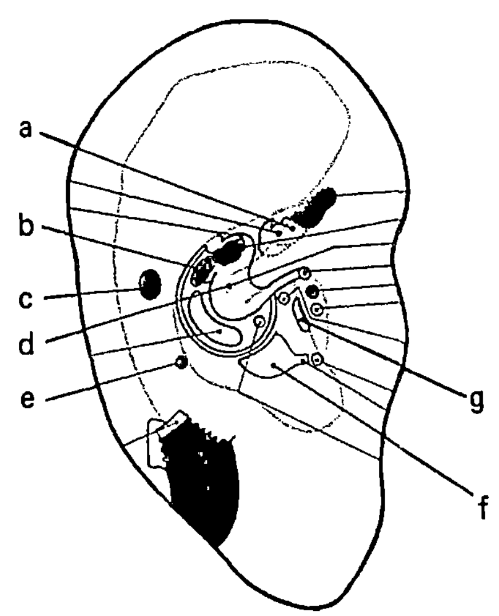

5. Bei obiger Abbildung ist der sensible Punkt des Darmes der Punkt:

○ a) ○ c) ○ e) ○ g)

○ b) ○ d) ○ f) ○ e) nicht auf Abbildung

6. und der Punkt der Leber (Parenchympunkt) ist der Punkt:

○ a) ○ c) ○ e) ○ g)

○ b) ○ d) ○ f) ○ e) nicht auf Abbildung

7. und der Punkt der Lunge ist der Punkt:

○ a) ○ c) ○ e) ○ g)

○ b) ○ d) ○ f) ○ e) nicht auf Abbildung

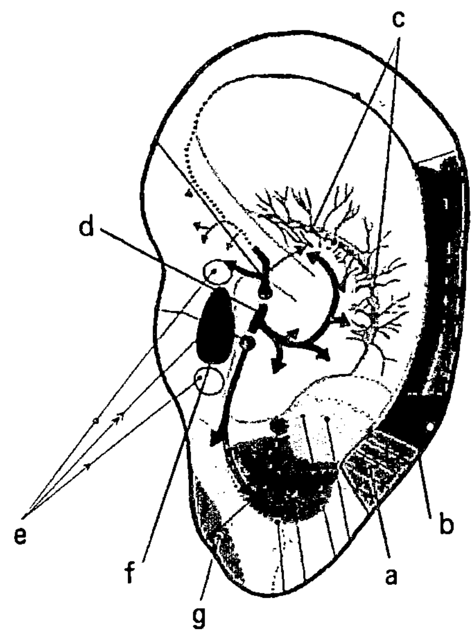

Wo liegen in obiger Abbildung die Projektionen von:

8. Medulla oblongata

○ a)　　○ c)　　○ e)　　○ g)
○ b)　　○ d)　　○ f)

9. N. Vagus

○ a)　　○ c)　　○ e)　　○ g)
○ b)　　○ d)　　○ f)

10. Corpus callosum

○ a)　　○ c)　　○ e)　　○ g)
○ b)　　○ d)　　○ f)

11. den drei Commissuren (Abb. siehe Frage 8):

○ a)   ○ c)   ○ e)   ○ g)
○ b)   ○ d)   ○ f)

12. sympat. Grenzstrang (Abb. siehe Frage 8)

○ a)   ○ c)   ○ e)   ○ g)
○ b)   ○ d)   ○ f)

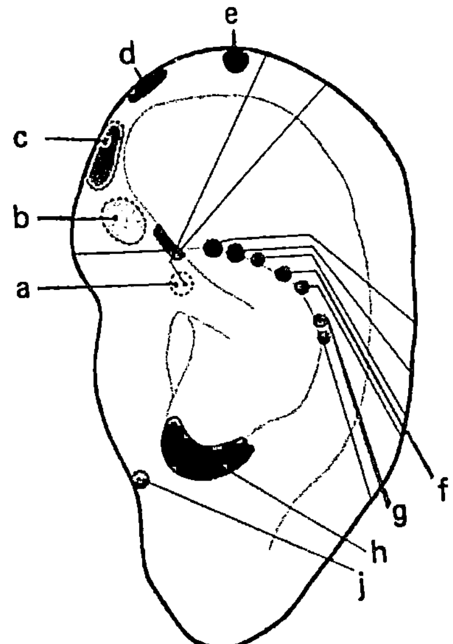

13. Bei obiger Abbildung ist der Punkt „Allergie" (Anti-Histaminpunkt) der Punkt

○ a)   ○ c)   ○ e)   ○ g)   ○ j)
○ b)   ○ d)   ○ f)   ○ h)   ○ k) nicht auf Abbildung

14. und der Punkt der Schilddrüse ist der Punkt:

○ a)   ○ c)   ○ e)   ○ g)   ○ j)
○ b)   ○ d)   ○ f)   ○ h)   ○ k) nicht auf Abbildung

15. und der Punkt der Epiphyse ist der Punkt (Abb. siehe Frage 13):

○ a)   ○ c)   ○ e)   ○ g)   ○ j)
○ b)   ○ d)   ○ f)   ○ h)   ○ k) nicht auf Abbildung

16. und der Punkt der Sorge (Abb. siehe Frage 13):

○ a)   ○ c)   ○ e)   ○ g)   ○ j)
○ b)   ○ d)   ○ f)   ○ h)   ○ k) nicht auf Abbildung

17. und der Aggressionspunkt (Abb. siehe Frage 13):

○ a)   ○ c)   ○ e)   ○ g)   ○ j)
○ b)   ○ d)   ○ f)   ○ h)   ○ k) nicht auf Abbildung

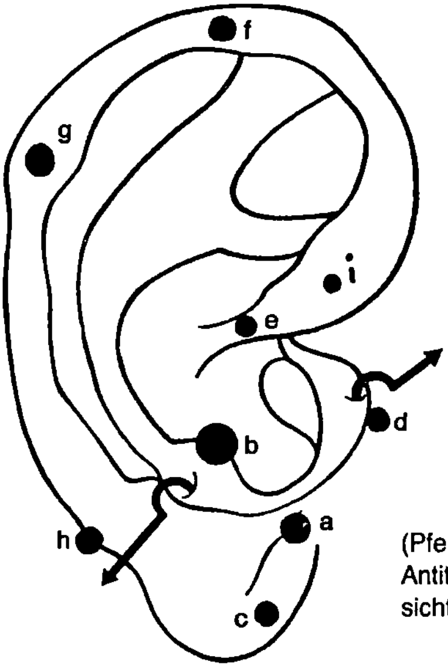

(Pfeile bedeuten das Herausziehen von Antitragus u. Tragus zur besseren Übersicht)

18. Der Thalamuspunkt ist Punkt:

○ a)   ○ c)   ○ e)   ○ g)   ○ j)
○ b)   ○ d)   ○ f)   ○ h)   ○ k) nicht auf Abbildung

19. Der Nullpunkt ist der Punkt (Abb. siehe Frage 18):

○ a)   ○ c)   ○ e)   ○ g)   ○ j)
○ b)   ○ d)   ○ f)   ○ h)   ○ k) nicht auf Abbildung

20. Der Omega-Hauptpunkt ist der Punkt (Abb. siehe Frage 18):

○ a)   ○ c)   ○ e)   ○ g)   ○ j)
○ b)   ○ d)   ○ f)   ○ h)   ○ k) nicht auf Abbildung

21. Der Punkt des Plexus cardiacus ist der Punkt (Abb. siehe Frage 18):

○ a)   ○ c)   ○ e)   ○ g)   ○ j)
○ b)   ○ d)   ○ f)   ○ h)   ○ k) nicht auf Abbildung

22. Der Gestagenpunkt ist der Punkt (Abb. siehe Frage 18):

○ a)   ○ c)   ○ e)   ○ g)   ○ j)
○ b)   ○ d)   ○ f)   ○ h)   ○ k) nicht auf Abbildung

23. Der Gonadotropinpunkt ist der Punkt (Abb. siehe Frage 18):

○ a)   ○ c)   ○ e)   ○ g)   ○ j)
○ b)   ○ d)   ○ f)   ○ h)   ○ k) nicht auf Abbildung

24. Auch kybernetische Überlegungen in der (Ohr-)Akupunktur führen darauf hin, daß:

○ a) möglichst viele Punkte gestochen werden müssen, ca. 8 bis 10 Punkte pro Ohr (Reizmaximierung)

○ b) insgesamt höchstens sechs Punkte genadelt werden, unwichtige Punkte sollen nicht genadelt werden, da sie als Störreiz im kybernetischen Modell erscheinen

○ c) grundsätzlich nur **ein** Ohr genadelt werden soll, beim Rechtshänder das linke Ohr, beim Linkshänder das rechte Ohr

25. Die Sterilisation der Nadeln

○   a) ist überflüssig, wegen der oligodynamischen Wirkung der Metalle gegen Hepatitisviren

○   b) muß so vorgenommen werden, daß Gold- und Silbernadeln immer gleichzeitig sterilisiert werden

○   c) um die Nadeln schön spitz zu halten, ist es günstiger, mit Kältesterilisation (Tiefkühlfach von minus 12 Grad für 2 Stunden) zu arbeiten

○   d) muß so vorgenommen werden, daß bei der Hitzesterilisation die Nadeln mindestens für 30 Minuten eine Temperatur von 180 Grad aufweisen. Die Anheizzeit kommt noch dazu

AUFLÖSUNG	Zur Selbstkontrolle (die eigene Beantwortung war):	
	richtig	falsch
1 c	○	○
2 b	○	○
3 a	○	○
4 b	○	○
5 a	○	○
6 e	○	○
7 f	○	○
8 b	○	○
9 d	○	○
10 f	○	○
11 e	○	○
12 c	○	○
13 e	○	○
14 g	○	○
15 j	○	○
16 k	○	○
17 k	○	○
18 b	○	○
19 e	○	○
20 c	○	○
21 k	○	○
22 k	○	○
23 k	○	○
24 b	○	○
25 d	○	○

Prüfung für das A-Diplom
(Bereich Aurikulomedizin)
vom 12. März 1982

1. Beim Tasten des RAC:

○ a) Muß man einen Fingerdruck, der etwa 100 g entspricht wählen

○ b) Muß der Damen des Untersuchers möglichst flach auf der
Pulstaststelle aufliegen

○ c) Muß der RAC negativ werden, wenn man auf eine gesunde
Hautstelle ein schwaches Licht aufwirft

○ d) Muß der RAC positiv werden, wenn man auf eine gesunde
Hautstelle ein schwaches Licht aufwirft

2. Die Frequenz B

○ a) Gilt als Frequenz der Unordnung und findet sich z.B. auf Nar-
ben

○ b) Gilt als sog. psychosomatische Frequenz

○ c) Ist grundsätzlich anzuwenden zur Stimulierung von Punkten

○ d) Alle Antworten a bis c sind richtig

○ e) Alle Antworten sind falsch

3. Unter Lateralitätsinstabilität verstehen wir:

○ a) Ob ein Mensch Rechtshänder oder Linkshänder ist

○ b) Eine Störung der Dominanz einer Hemisphäre über die andere

○ c) Ob dem rationalen Denken die linke Hemisphäre zugeordnet
ist

○ d) Ob dem emotionalen Denkakten mehr die rechte Hemisphäre
entspricht

**4. Zur Stabilisierung einer Lateralitätsschwäche wird für den
Rechtshänder der Theramagnetic so eingestellt:**

○ a) Rechts Nordpol, links Nordpol

○ b) Rechts Nordpol, links Südpol

○ c) Rechts Südpol, links Südpol

○ d) Alle Antworten sind falsch

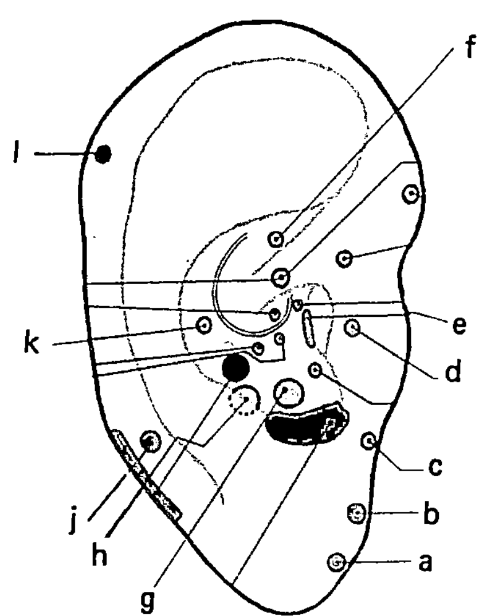

5. Der Punkt des Vagus ist Punkt:

○ a)   ○ e)   ○ i)

○ b)   ○ f)   ○ k)

○ c)   ○ g)   ○ l)

○ d)   ○ h)   ○ m) nicht auf Abbildung

6. Der Lateralitätssteuerpunkt ist Punkt:

○ a)   ○ e)   ○ i)

○ b)   ○ f)   ○ k)

○ c)   ○ g)   ○ l)

○ d)   ○ h)   ○ m) nicht auf Abbildung

7. Der Punkt des pl. hypogastricus ist Punkt:

○ a)	○ e)	○ i)
○ b)	○ f)	○ k)
○ c)	○ g)	○ l)
○ d)	○ h)	○ m) nicht auf Abbildung

8. Der Punkt des Plexus solaris ist Punkt:

○ a)	○ e)	○ i)
○ b)	○ f)	○ k)
○ c)	○ g)	○ l)
○ d)	○ h)	○ m) nicht auf Abbildung

9. Der Steuerpunkt der Oberflächenschicht ist der Punkt:

○ a)	○ e)	○ i)
○ b)	○ f)	○ k)
○ c)	○ g)	○ l)
○ d)	○ h)	○ m) nicht auf Abbildung

10. Der Punkt des Hypothalamus anterior ist der Punkt:

○ a)	○ e)	○ i)
○ b)	○ f)	○ k)
○ c)	○ g)	○ l)
○ d)	○ h)	○ m) nicht auf Abbildung

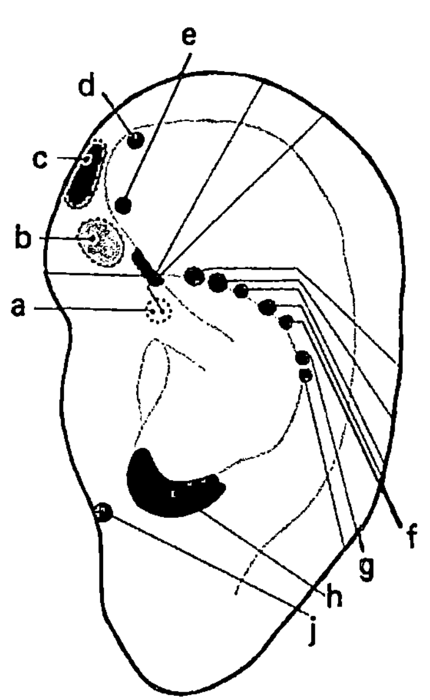

11. Der Parenchympunkt der Niere ist Punkt:

○ a) in der Umschlagfalte   ○ f)

○ b) in der Umschlagfalte   ○ g)

○ c) in der Umschlagfalte   ○ h)

○ d)   ○ i)

○ e)   ○ k) nicht auf Abbildung

12. Der Punkt für die Großzehe ist Punkt:

○ a) in der Umschlagfalte   ○ f)

○ b) in der Umschlagfalte   ○ g)

○ c) in der Umschlagfalte   ○ h)

○ d)   ○ i)

○ e)   ○ k) nicht auf Abbildung

13. Der Punkt für die Ferse ist Punkt:

◯ a) in der Umschlagfalte   ◯ f)

◯ b) in der Umschlagfalte   ◯ g)

◯ c) in der Umschlagfalte   ◯ h)

◯ d)   ◯ i)

◯ e)   ◯ k) nicht auf Abbildung

14. Der Punkt für das Fußgelenk ist Punkt:

◯ a) in der Umschlagfalte   ◯ f)

◯ b) in der Umschlagfalte   ◯ g)

◯ c) in der Umschlagfalte   ◯ h)

◯ d)   ◯ i)

◯ e)   ◯ k) nicht auf Abbildung

15. Der Punkt Thymus ist der Punkt:

◯ a) in der Umschlagfalte   ◯ f)

◯ b) in der Umschlagfalte   ◯ g)

◯ c) in der Umschlagfalte   ◯ h)

◯ d)   ◯ i)

◯ e)   ◯ k) nicht auf Abbildung

16. Der Unterschied in der Anwendung zwischen Nadeltaster und Drucktaster:

◯ a) Der Nadeltaster kann wegen seiner Spitze besser die tiefe Gewebeschicht erreichen.

◯ b) Wegen der schwächeren Feder ist der Nadeltaster in erster Linie für die mittlere Gewebeschicht geeignet.

◯ c) Der Drucktaster hat eine schwächere Feder als der Nadeltaster.

◯ d) Der Drucktaster erlaubt einen über den ganzen Federweg gleichmäßigen Aufdruck (sogen. Druckkonstanz).

◯ e) alle Antworten a) bis d) sind richtig

◯ f) alle Antworten a) bis d) sind falsch

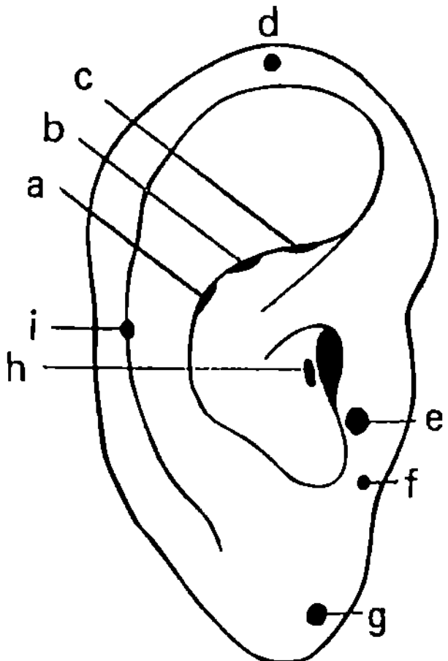

17. Bei nebenstehender Abbildung ist der ACTH-Punkt der Punkt:

○ a) ○ e) ○ i)
○ b) ○ f) ○ k) nicht auf Abbildung
○ c) ○ g)
○ d) ○ h)

18. Bei nebenstehender Abbildung ist der Punkt der Epiphyse der Punkt:

○ a) ○ e) ○ i)
○ b) ○ f) ○ k) nicht auf Abbildung
○ c) ○ g)
○ d) ○ h)

19. Bei obiger Abbildung ist der „Anti-Hämorrhoiden-Punkt" der Punkt:

○ a) ○ e) ○ i)
○ b) ○ f) ○ k) nicht auf Abbildung
○ c) ○ g)
○ d) ○ h)

**20. Bei obiger Abbildung ist sog. nervale Leberpunkt
(„Ärger-Punkt") der Punkt:**

○ a)	○ e)	○ i)
○ b)	○ f)	○ k) nicht auf Abbildung
○ c)	○ g)	
○ d)	○ h)	

21. Bei obiger Abbildung ist der Allergiepunkt der Punkt:

○ a)	○ e)	○ i)
○ b)	○ f)	○ k) nicht auf Abbildung
○ c)	○ g)	
○ d)	○ h)	

**22. Bei obiger Abbildung ist der Punkt der symp.
Dickdarminnervation der Punkt:**

○ a)	○ e)	○ i)
○ b)	○ f)	○ k) nicht auf Abbildung
○ c)	○ g)	
○ d)	○ h)	

**23. Bei einem Magengeschwür sticht man neben anderen
Punkten in der Regel den symp. Innervationspunkt
des Magens in Gold. Es ist der Punkt der Abbildung:**

○ a)	○ e)	○ i)
○ b)	○ f)	○ k) nicht auf Abbildung
○ c)	○ g)	
○ d)	○ h)	

**24. Zusätzlich könnte man beim Magengeschwür auch einen
Punkt mit valiumähnlicher Tranquilizerwirkung stechen.
Es handelt sich bei obiger Abbildung um den Punkt
(Abb. siehe Frage 17):**

○ a)   ○ e)   ○ i)

○ b)   ○ f)   ○ k) nicht auf Abbildung

○ c)   ○ g)

○ d)   ○ h)

**25. Auch der psychosomatische Hauptpunkt müßte in diese
Überlegungen miteinbezogen und untersucht werden.
Es ist bei obiger Abbildung der Punkt (Abb. siehe Frage 17):**

○ a)   ○ e)   ○ i)

○ b)   ○ f)   ○ k) nicht auf Abbildung

○ c)   ○ g)

○ d)   ○ h)

| | Zur Selbstkontrolle (die eigene Beantwortung war): | |
AUFLÖSUNG	richtig	falsch
1 d	O	O
2 e	O	O
3 b	O	O
4 d	O	O
5 e	O	O
6 m	O	O
7 f	O	O
8 m	O	O
9 m	O	O
10 g	O	O
11 c	O	O
12 d	O	O
13 k	O	O
14 e	O	O
15 f	O	O
16 f	O	O
17 k	O	O
18 f	O	O
19 k	O	O
20 b	O	O
21 d	O	O
22 c	O	O
23 a	O	O
24 e	O	O
25 g	O	O

Prüfung für das A-Diplom
(Bereich Aurikulomedizin)
vom 18. März 1983

1. Bei der Raucherentwöhnung soll man

O   a) täglich nadeln

O   b) auf die Notwendigkeit der Stimulation der Nadeln mit dem Magneten hinweisen

O   c) Dauernadeln verwenden

O   d) daran denken, daß bei Männern das rechte Ohr, bei Frauen das linke Ohr genadelt werden muß

O   e) alle Antworten sind richtig

O   f) b) und c) ist richtig

O   g) alle Antworten sind falsch

2. Der Punkt der Aurikulomedizin

O   a) wirkt immer im gleichen Sinne, unabhängig von der Art des verwendeten Nadelmetalls

O   b) ist immer nachweisbar, unabhängig davon, ob eine Erkrankung vorliegt oder nicht

O   c) zeigt immer eine gekreuzte Wirkung, d.h. man muß immer das rechte Ohr behandeln, wenn die Störung im linken Körperbereich vorhanden ist und umgekehrt

O   d) alle Antworten sind falsch

O   e) alle Antworten sind richtig

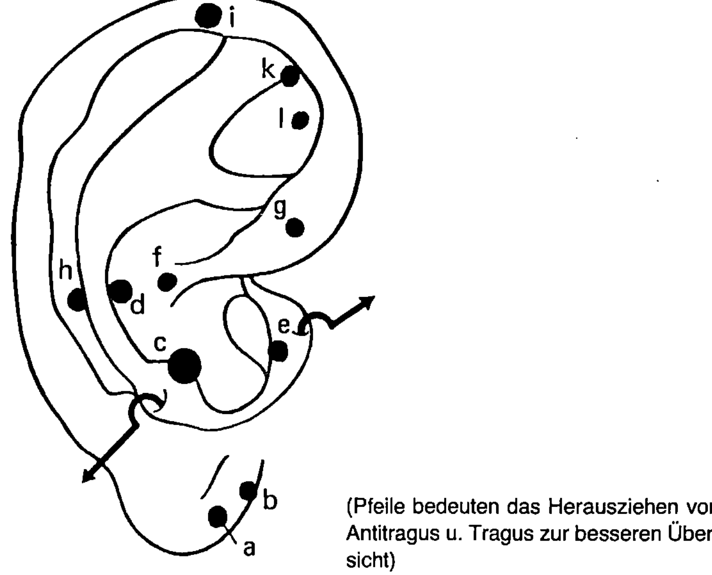

(Pfeile bedeuten das Herausziehen von Antitragus u. Tragus zur besseren Übersicht)

3. Der Punkt für den Ellenbogen ist Punkt:

○ a) ○ e) ○ i)
○ b) ○ f) ○ k)
○ c) ○ g) ○ l)
○ d) ○ h) ○ m) nicht auf Abbildung

4. Der Nullpunkt ist Punkt:

○ a) ○ e) ○ i)
○ b) ○ f) ○ k)
○ c) ○ g) ○ l)
○ d) ○ h) ○ m) nicht auf Abbildung

5. Der Omega-2-Punkt ist der Punkt:

◯ a)   ◯ e)   ◯ i)
◯ b)   ◯ f)   ◯ k)
◯ c)   ◯ g)   ◯ l)
◯ d)   ◯ h)   ◯ m) nicht auf Abbildung

6. Der Punkt des Plexus cardiacus ist der Punkt:

◯ a)   ◯ e)   ◯ i)
◯ b)   ◯ f)   ◯ k)
◯ c)   ◯ g)   ◯ l)
◯ d)   ◯ h)   ◯ m) nicht auf Abbildung

7. Der Nebennierenpunkt ist der Punkt:

◯ a)   ◯ e)   ◯ i)
◯ b)   ◯ f)   ◯ k)
◯ c)   ◯ g)   ◯ l)
◯ d)   ◯ h)   ◯ m) nicht auf Abbildung

8. Der Punkt „Kummer" ist der Punkt:

◯ a)   ◯ e)   ◯ i)
◯ b)   ◯ f)   ◯ k)
◯ c)   ◯ g)   ◯ l)
◯ d)   ◯ h)   ◯ m) nicht auf Abbildung

9. Der Steuerpunkt der formatio reticularis ist der Punkt:

◯ a)   ◯ e)   ◯ i)
◯ b)   ◯ f)   ◯ k)
◯ c)   ◯ g)   ◯ l)
◯ d)   ◯ h)   ◯ m) nicht auf Abbildung

10. Der zonendominante Punkt ZC 1 ist der Punkt (Abb. siehe Frage 3):

○ a)	○ e)	○ i)
○ b)	○ f)	○ k)
○ c)	○ g)	○ l)
○ d)	○ h)	○ m) nicht auf Abbildung

11. Der zonendominante Punkt ZB ist der Punkt: (Abb. siehe Frage 3):

○ a)	○ e)	○ i)
○ b)	○ f)	○ k)
○ c)	○ g)	○ l)
○ d)	○ h)	○ m) nicht auf Abbildung

12. Der Frustrationspunkt ist der Punkt (Abb. siehe Frage 3):

○ a)	○ e)	○ i)
○ b)	○ f)	○ k)
○ c)	○ g)	○ l)
○ d)	○ h)	○ m) nicht auf Abbildung

13. Der lokale Punkt gegen einen schmerzhaften Fersensporn ist der Punkt (Abb. siehe Frage 3):

○ a)	○ e)	○ i)
○ b)	○ f)	○ k)
○ c)	○ g)	○ l)
○ d)	○ h)	○ m) nicht auf Abbildung

14. Wenn beim Untersuchen mit dem Drucktaster vom Patienten ein umschriebener, scharfer, stechender Schmerz angegeben wird, so bedeutet das:

○ a) der Patient ist Linkshänder

○ b) der gefundene Punkt wird in der Regel mit einer Goldnadel gestochen

○ c) der gefundene Punkt wird in der Regel mit einer Silbernadel gestochen

○ d) der Patient ist überempfindlich und muß zunächst einmal mit Tranquilizern behandelt werden.

15. Der Thalamuspunkt findet vielseitige Verwendung:

○ a) in Silber gestochen zur Blutdrucksteigerung

○ b) in Gold gestochen zur Blutdrucksenkung

○ c) allgemein zur Schmerzbehandlung

○ d) sollte bei Arthrosen immer mit gegeben werden

○ e) a) und b) sind richtig

○ f) a), b), c) und d) sind richtig

○ g) alles ist falsch

16. Bei Erkrankungen der rechten Körperseite erreicht man eine therapeutische Wirkung, z.B. bei Gallenblasenerkrankungen durch Nadelung des Korrespondenzpunktes am Ohr:

○ a) beim Rechtshänder am rechten Ohr, beim Linkshänder am linken Ohr

○ b) grundsätzlich am rechten Ohr

○ c) grundsätzlich am linken Ohr

**17. Mit dem Theramagnetic kann man u.a. die Lateralität
stabilisieren. Beim Rechtshänder ist folgendermaßen
vorzugehen:**

- ○ a) Rechts Nordpol, links Südpol
- ○ b) rechts Südpol, links Nordpol
- ○ c) Polwechsel mit 50 Hz.
- ○ d) rechts Nordpol, links Nordpol
- ○ e) rechts Südpol, links Südpol

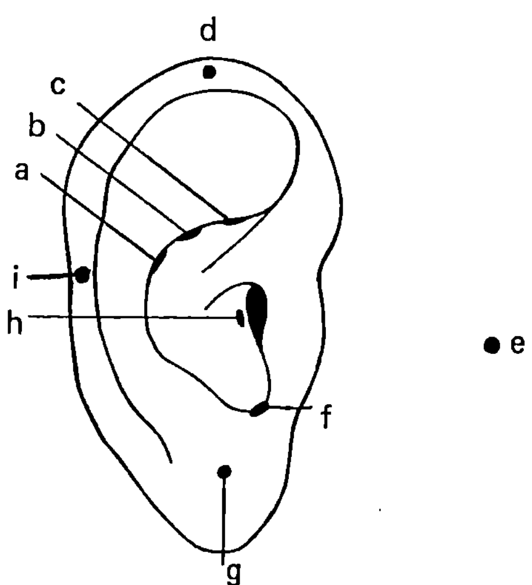

**18. Bei obiger Abbildung ist der Lateralitätssteuerpunkt
der Punkt:**

- ○ a)
- ○ b)
- ○ c)
- ○ d)
- ○ e)
- ○ f)
- ○ g)
- ○ h)
- ○ i)
- ○ k) nicht auf Abbildung

19. Bei obiger Abbildung ist der Punkt der Hypophyse:

○ a)   ○ e)   ○ i)

○ b)   ○ f)   ○ k) nicht auf Abbildung

○ c)   ○ g)

○ d)   ○ h)

20. Bei einem Magengeschwür sticht man neben anderen Punkten in der Regel den sympathischen Innervationspunkt des Magens in Gold. Es ist der Punkt der Abb.:

○ a)   ○ e)   ○ i)

○ b)   ○ f)   ○ k) nicht auf Abbildung

○ c)   ○ g)

○ d)   ○ h)

21. Außerdem kann es günstig sein, global die parasymphatische Innervation durch eine Silbernadel zu dämpfen. Dafür eignet sich der Punkt:

○ a)   ○ e)   ○ i)

○ b)   ○ f)   ○ k) nicht auf Abbildung

○ c)   ○ g)

○ d)   ○ h)

22. Für eine Gürtelrose in einem der oberen thorakalen Segmente verwendet man den Punkt:

○ a)   ○ e)   ○ i)

○ b)   ○ f)   ○ k) nicht auf Abbildung

○ c)   ○ g)

○ d)   ○ h)

**23. Dazu kann man den Interferonpunkt kombinieren;
es ist dies der Punkt (Abb. siehe Frage 18):**

○ a)   ○ e)   ○ i)

○ b)   ○ f)   ○ k) nicht auf Abbildung

○ c)   ○ g)

○ d)   ○ h)

**24. Oder es ist bei einem Zustand nach Gürtelrose eine
valiumähnliche Wirkung erwünscht. Man sticht dann
den Punkt (Abb. siehe Frage 18):**

○ a)   ○ e)   ○ i)

○ b)   ○ f)   ○ k) nicht auf Abbildung

○ c)   ○ g)

○ d)   ○ h)

**25. Eventuell kann es auch angebracht sein, die ganze Zone E
zu beeinflussen. Man sticht dann den zonendominanten
Punkt ZE (Abb. siehe Frage 18):**

○ a)   ○ e)   ○ i)

○ b)   ○ f)   ○ k) nicht auf Abbildung

○ c)   ○ g)

○ d)   ○ h)

<table>
<tr><th></th><th colspan="2">Zur Selbstkontrolle
(die eigene Beantwortung war):</th></tr>
<tr><th>AUFLÖSUNG</th><th>richtig</th><th>falsch</th></tr>
<tr><td>1 f</td><td>◯</td><td>◯</td></tr>
<tr><td>2 d</td><td>◯</td><td>◯</td></tr>
<tr><td>3 m</td><td>◯</td><td>◯</td></tr>
<tr><td>4 m</td><td>◯</td><td>◯</td></tr>
<tr><td>5 m</td><td>◯</td><td>◯</td></tr>
<tr><td>6 d</td><td>◯</td><td>◯</td></tr>
<tr><td>7 m</td><td>◯</td><td>◯</td></tr>
<tr><td>8 m</td><td>◯</td><td>◯</td></tr>
<tr><td>9 e</td><td>◯</td><td>◯</td></tr>
<tr><td>10 g</td><td>◯</td><td>◯</td></tr>
<tr><td>11 m</td><td>◯</td><td>◯</td></tr>
<tr><td>12 m</td><td>◯</td><td>◯</td></tr>
<tr><td>13 m</td><td>◯</td><td>◯</td></tr>
<tr><td>14 b</td><td>◯</td><td>◯</td></tr>
<tr><td>15 f</td><td>◯</td><td>◯</td></tr>
<tr><td>16 b</td><td>◯</td><td>◯</td></tr>
<tr><td>17 b</td><td>◯</td><td>◯</td></tr>
<tr><td>18 e</td><td>◯</td><td>◯</td></tr>
<tr><td>19 f</td><td>◯</td><td>◯</td></tr>
<tr><td>20 a</td><td>◯</td><td>◯</td></tr>
<tr><td>21 h</td><td>◯</td><td>◯</td></tr>
<tr><td>22 i</td><td>◯</td><td>◯</td></tr>
<tr><td>23 k</td><td>◯</td><td>◯</td></tr>
<tr><td>24 k</td><td>◯</td><td>◯</td></tr>
<tr><td>25 k</td><td>◯</td><td>◯</td></tr>
</table>

Prüfung für das A-Diplom
(Bereich Aurikulomedizin)
vom 23. März 1984

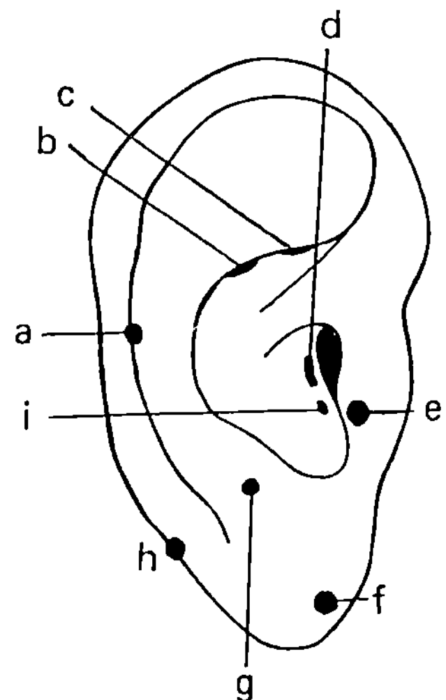

1. Der sog. Tranquilizerpunkt ist der Punkt (getestet mit Valium):

- ○ a)
- ○ b)
- ○ c)
- ○ d)
- ○ e)
- ○ f)
- ○ g)
- ○ h)
- ○ i)
- ○ k) nicht auf Abbildung

2. Der sog. nervale Leberpunkt ist der Punkt:

- ○ a)
- ○ b)
- ○ c)
- ○ d)
- ○ e)
- ○ f)
- ○ g)
- ○ h)
- ○ i)
- ○ k) nicht auf Abbildung

3. Der Punkt gegen Schlafstörungen, der sog. Hypnotikumpunkt ist der Punkt:

- ○ a)
- ○ b)
- ○ c)
- ○ d)
- ○ e)
- ○ f)
- ○ g)
- ○ h)
- ○ i)
- ○ k) nicht auf Abbildung

4. Der Punkt für die sog. Praefrontalzone ist der Punkt:

- ○ a)
- ○ b)
- ○ c)
- ○ d)
- ○ e)
- ○ f)
- ○ g)
- ○ h)
- ○ i)
- ○ k) nicht auf Abbildung

5. Der Punkt „Sorge" ist der Punkt:

- ○ a)
- ○ b)
- ○ c)
- ○ d)
- ○ e)
- ○ f)
- ○ g)
- ○ h)
- ○ i)
- ○ k) nicht auf Abbildung

6. Der Punkt „Kummer" ist der Punkt:

- ○ a)
- ○ b)
- ○ c)
- ○ d)
- ○ e)
- ○ f)
- ○ g)
- ○ h)
- ○ i)
- ○ k) nicht auf Abbildung

7. Der anti-depressive Punkt ist der Punkt:

- ○ a)
- ○ b)
- ○ c)
- ○ d)
- ○ e)
- ○ f)
- ○ g)
- ○ h)
- ○ i)
- ○ k) nicht auf Abbildung

8. Der Punkt des Parasympathicus cranialis ist der Punkt:

- ○ a)
- ○ b)
- ○ c)
- ○ d)
- ○ e)
- ○ f)
- ○ g)
- ○ h)
- ○ i)
- ○ k) nicht auf Abbildung

**9. Der Punkt des cranialen Anteils des Sympathicus inter-
mediolateralis (Rückmark) ist der Punkt:**

○ a)	○ e)	○ i)
○ b)	○ f)	○ k) nicht auf Abbildung
○ c)	○ g)	
○ d)	○ h)	

10. Bei bestimmten Formen des Glaukoms wird

○ a) der Punkt des Parasympathicus cranialis in Gold gestochen

○ b) der Punkt des Parasympathicus cranialis in Silber gestochen

○ c) der Punkt des cranialen Anteils des Sympathicus intermedio-
lateralis in Gold gestochen

○ d) der Punkt des cranialen Anteils des Sympathicus intermedio-
lateralis in Silber gestochen

○ e) Antwort a) und d) treffen zu

○ f) Antwort b) und c) sind richtig

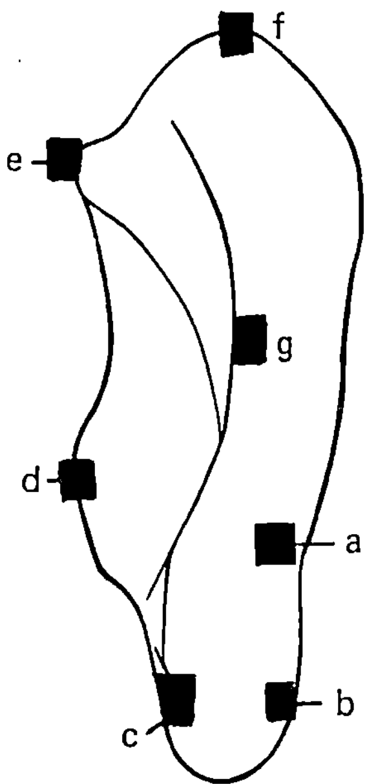

11. In obiger Abbildung ist der Steuerpunkt der Oberflächen-schicht der Punkt

○ a)   ○ d)   ○ g)

○ b)   ○ e)   ○ h) nicht auf Abbildung

○ c)   ○ f)

12. ... und der Steuerpunkt der mittleren Gewebeschicht:

○ a)   ○ d)   ○ g)

○ b)   ○ e)   ○ h) nicht auf Abbildung

○ c)   ○ f)

13. . . . und der Steuerpunkt der tiefen Gewebeschicht:

○ a) ○ d) ○ g)
○ b) ○ e) ○ h) nicht auf Abbildung
○ c) ○ f)

14. . . . und der Punkt gegen rheumatische Beschwerden (Anti-Prostaglandin-Punkt):

○ a) ○ d) ○ g)
○ b) ○ e) ○ h) nicht auf Abbildung
○ c) ○ f)

15. . . . und der DNS-Punkt

○ a) ○ d) ○ g)
○ b) ○ e) ○ h) nicht auf Abbildung
○ c) ○ f)

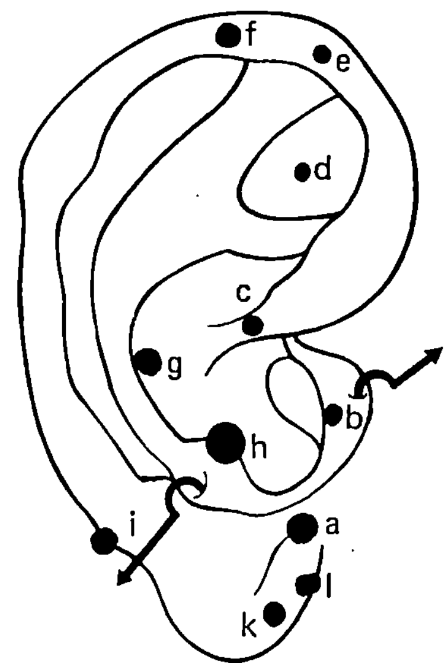

(Pfeile bedeuten das Herausziehen von Antitgragus u. Tragus zur besseren Übersicht)

16. Der Thalamuspunkt ist Punkt:

○ a) ○ e) ○ i)
○ b) ○ f) ○ k)
○ c) ○ g) ○ l)
○ d) ○ h) ○ m) nicht auf Abbildung

17. Der Nullpunkt ist Punkt:

○ a) ○ e) ○ i)
○ b) ○ f) ○ k)
○ c) ○ g) ○ l)
○ d) ○ h) ○ m) nicht auf Abbildung

18. Der Omega-Hauptpunkt ist der Punkt:

○ a)	○ e)	○ i)
○ b)	○ f)	○ k)
○ c)	○ g)	○ l)
○ d)	○ h)	○ m) nicht auf Abbildung

19. Der Punkt des Plexus cardiacus ist der Punkt:

○ a)	○ e)	○ i)
○ b)	○ f)	○ k)
○ c)	○ g)	○ l)
○ d)	○ h)	○ m) nicht auf Abbildung

20. Der Allergiepunkt (Histaminpunkt) ist der Punkt:

○ a)	○ e)	○ i)
○ b)	○ f)	○ k)
○ c)	○ g)	○ l)
○ d)	○ h)	○ m) nicht auf Abbildung

21. Der Angstpunkt ist der Punkt:

○ a)	○ e)	○ i)
○ b)	○ f)	○ k)
○ c)	○ g)	○ l)
○ d)	○ h)	○ m) nicht auf Abbildung

22. Der Steuerpunkt der formatio reticularis ist der Punkt:

○ a)	○ e)	○ i)
○ b)	○ f)	○ k)
○ c)	○ g)	○ l)
○ d)	○ h)	○ m) nicht auf Abbildung

23. Der Punkt der Lunge ist der Punkt (Abb. siehe Frage 16):

- ○ a)
- ○ b)
- ○ c)
- ○ d)
- ○ e)
- ○ f)
- ○ g)
- ○ h)
- ○ i)
- ○ k)
- ○ l)
- ○ m) nicht auf Abbildung

24. Der Aggressionspunkt ist Punkt (Abb. siehe Frage 16):

- ○ a)
- ○ b)
- ○ c)
- ○ d)
- ○ e)
- ○ f)
- ○ g)
- ○ h)
- ○ i)
- ○ k)
- ○ l)
- ○ m) nicht auf Abbildung

25. Der Kniepunkt ist Punkt (Abb. siehe Frage 16):

- ○ a)
- ○ b)
- ○ c)
- ○ d)
- ○ e)
- ○ f)
- ○ g)
- ○ h)
- ○ i)
- ○ k)
- ○ l)
- ○ m) nicht auf Abbildung

<table>
<tr><td rowspan="2">AUFLÖSUNG</td><td colspan="2">Zur Selbstkontrolle
(die eigene Beantwortung war):</td></tr>
<tr><td>richtig</td><td>falsch</td></tr>
<tr><td>1 e</td><td>○</td><td>○</td></tr>
<tr><td>2 b</td><td>○</td><td>○</td></tr>
<tr><td>3 a</td><td>○</td><td>○</td></tr>
<tr><td>4 f</td><td>○</td><td>○</td></tr>
<tr><td>5 k</td><td>○</td><td>○</td></tr>
<tr><td>6 k</td><td>○</td><td>○</td></tr>
<tr><td>7 k</td><td>○</td><td>○</td></tr>
<tr><td>8 i</td><td>○</td><td>○</td></tr>
<tr><td>9 k</td><td>○</td><td>○</td></tr>
<tr><td>10 e</td><td>○</td><td>○</td></tr>
<tr><td>11 h</td><td>○</td><td>○</td></tr>
<tr><td>12 a</td><td>○</td><td>○</td></tr>
<tr><td>13 e</td><td>○</td><td>○</td></tr>
<tr><td>14 c</td><td>○</td><td>○</td></tr>
<tr><td>15 d</td><td>○</td><td>○</td></tr>
<tr><td>16 h</td><td>○</td><td>○</td></tr>
<tr><td>17 c</td><td>○</td><td>○</td></tr>
<tr><td>18 k</td><td>○</td><td>○</td></tr>
<tr><td>19 g</td><td>○</td><td>○</td></tr>
<tr><td>20 f</td><td>○</td><td>○</td></tr>
<tr><td>21 l</td><td>○</td><td>○</td></tr>
<tr><td>22 b</td><td>○</td><td>○</td></tr>
<tr><td>23 m</td><td>○</td><td>○</td></tr>
<tr><td>24 a</td><td>○</td><td>○</td></tr>
<tr><td>25 d</td><td>○</td><td>○</td></tr>
</table>

Prüfung für das A-Diplom
(Bereich Aurikulomedizin)
vom 22. März 1985

1. **Einen Patienten haben Sie mit dem üblichen Suchtprogramm gegen Übergewicht behandelt. Der Erfolg ist sehr mäßig. Welcher der folgenden Punkte ist dann mit größter Wahrscheinlichkeit gestört?**

- ○ a) Thymuspunkt
- ○ b) Schilddrüsenpunkt
- ○ c) Lateralitätssteuerpunkt
- ○ d) ACTH-Punkt
- ○ e) sog. Amalgampunkt

2. **Bei einer nicht ganz typisch erscheinenden Trigeminus-neuralgie finden Sie beim Untersuchen weder die Punkte des Trigeminus am Rand des Ohrläppchen, noch Punkte im Bereich des Atlas. Was müssen Sie dann nochmals überprüfen?**

- ○ a) ACTH-Punkt
- ○ b) Allergiepunkt
- ○ c) Punkt der 1. Rippe
- ○ d) Cortisonpunkt
- ○ e) a) und b)
- ○ f) b) und c)
- ○ g) c) und d)

3. **Falls ein Patient eine deutliche Oszillation zeigt:**

- ○ a) in der 1. Stufe Aurikulomedizin braucht man sich darum nicht zu kümmern
- ○ b) kommt man mit dem Punktoskop grundsätzlich nicht weiter
- ○ c) muß man erst den Inn Trang in Silber stechen und kann dann mit dem Punktoskop weitersuchen
- ○ d) muß man est den Inn Trang in Gold stechen und kann dann mit dem Punktoskop weitersuchen
- ○ e) sticht man beim Rechtshänder den rechten Omega-Haupt und Omega-2-Punkt in Gold.

4. Ein junger Mann (Linkshänder) hat Schmerzen im linken Knie nach Radfahren. Bei sorgfältiger Untersuchung finden Sie keinen Kniepunkt, aber eine deutliche Schwäche der Lateralität

O a) das Punktoskop braucht neue Batterien, denn wenn jemand Schmerzen an einem exakt lokalisierten Körperteil hat, muß auch der Korrespondenzpunkt, hier Kniepunkt, nachweisbar sein

O b) der linke Kniepunkt muß genadelt werden

O c) zur Stabilisierung einfach den Lateralitätssteuerpunkt rechts in Gold, links in Silber stechen

O d) nach Stechen des Lateralitätssteuerpunktes links in Gold ist es ziemlich wahrscheinlich, daß der Knieschmerz verschwindet

O e) Antwort d) kann nicht stimmen, da der Lateralitätssteuerpunkt nur für psychische Alterationen wichtig ist, nicht aber für Schmerzzustände

5. Eine Patientin hat seit 3 Wochen Wetterkopfschmerzen. Bei der Untersuchung entdecken Sie den Allergiepunkt links in Gold und einen Punkt, der einer kleinen Narbe über dem Außenknöchel rechts entspricht, rechts in Gold

O a) klare Fangfrage, eine Narbe in der Nähe des Fußes kann natürlich nicht für Kopfschmerzen verantwortlich gemacht werden. Zu stechen sind nicht der Narbenpunkt, sondern Prostaglandin E 1 rechts in Gold, links in Silber (Wetterpunkte)

O b) der Narbenpunkt muß zur Dämpfung mit einer Silbernadel gestochen werden

O c) auf Dauer hilft nur Excision der Narbe

O d) da der Punkt auf dem Gallenblasenmeridian liegt, ist hier Ohrakupunktur grundsätzlich falsch, der Tonisierungspunkt des Gallenblasenmeridians muß genadelt werden

O e) alle Antworten sind falsch

6. Ein Junge kommt wegen Stotterns in Behandlung. Sie finden sowohl die üblichen Ohrpunkte als auch Punkte der Schädelakupunktur (motorische Sprachzone 1)

○ a) Sie behandeln nur die Schädelpunkte

○ b) Sie behandeln in der 1. Sitzung nur die Schädelpunkte, in der 2. Sitzung nur die Ohrpunkte, denn Ohrakupunktur und Schädelakupunktur darf man nicht in einer Sitzung kombinieren

○ c) Sie behandeln in einer Sitzung Ohr- und Schädelpunkte

○ d) Sie behandeln die Schädelpunkte mit Goldnadeln, die Ohrpunkte mit Silbernadeln (inn-yang Antagonismus)

7. Eine etwas nervöse Linkshänderin hat den sog. Gallekopfschmerz. Sie behandeln

○ a) den Gallepunkt rechts in Gold

○ b) den Sorgepunkt rechts in Silber

○ c) den valiumvergleichbaren Punkt rechts in Gold

○ d) den gefundenen Omegapunkt links in Gold

○ e) a) und b) ist richtig

○ f) a) und c) ist richtig

○ g) a), b) und c) ist richtig

○ h) a), b), c) und d) ist richtig

○ i) Gallepunkt links in Gold, zusätzlich Antwort b), c) und d)

8. Die angegebenen Punkte folgender Abbildung sind geeignet bei:

○ a) Wirbelsäulenbeschwerden durch einen Bandscheibenschaden

○ b) Leberschäden durch Alkoholismus

○ c) Herzschmerzen durch Sorgen

○ d) Magenverstimmung

○ e) Lungenemphysem

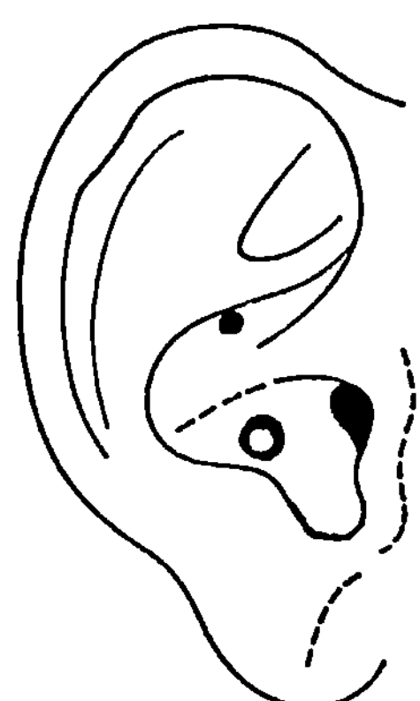

9. In der folgenden Abbildung ist der Punkt des Handgelenks

○ a)   ○ g)   ○ n)

○ b)   ○ h)   ○ o)

○ c)   ○ i)   ○ p)

○ d)   ○ k)   ○ q)

○ e)   ○ l)   ○ r)

○ f)   ○ m)   ○ s) nicht auf Abbildung

144

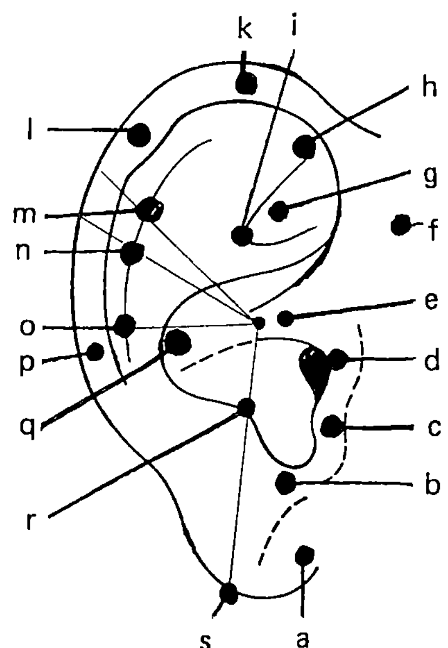

10. . . . und der Punkt der Nase

○ a)	○ g)	○ n)
○ b)	○ h)	○ o)
○ c)	○ i)	○ p)
○ d)	○ k)	○ q)
○ e)	○ l)	○ r)
○ f)	○ m)	○ s) nicht auf Abbildung

11. . . . und der Punkt der Allergie

○ a)	○ g)	○ n)
○ b)	○ h)	○ o)
○ c)	○ i)	○ p)
○ d)	○ k)	○ q)
○ e)	○ l)	○ r)
○ f)	○ m)	○ s) nicht auf Abbildung

12. . . . und der Punkt des 7. Halswirbels (Abb. siehe Frage 10):

○ a)	○ g)	○ n)
○ b)	○ h)	○ o)
○ c)	○ i)	○ p)
○ d)	○ k)	○ q)
○ e)	○ l)	○ r)
○ f)	○ m)	○ s) nicht auf Abbildung

**13. . . . und der Punkt mit Tranquilizerwirkung (valiumver-
gleichbarer Punkt) (Abb. siehe Frage 10):**

○ a)	○ g)	○ n)
○ b)	○ h)	○ o)
○ c)	○ i)	○ p)
○ d)	○ k)	○ q)
○ e)	○ l)	○ r)
○ f)	○ m)	○ s) nicht auf Abbildung

14. . . . und der Punkt der Ferse (Abb. siehe Frage 10):

○ a)	○ g)	○ n)
○ b)	○ h)	○ o)
○ c)	○ i)	○ p)
○ d)	○ k)	○ q)
○ e)	○ l)	○ r)
○ f)	○ m)	○ s) nicht auf Abbildung

15. ... und der Punkt des Plexus cardiacus (Abb. siehe Frage 10):

○ a)	○ g)	○ n)
○ b)	○ h)	○ o)
○ c)	○ i)	○ p)
○ d)	○ k)	○ q)
○ e)	○ l)	○ r)
○ f)	○ m)	○ s) nicht auf Abbildung

16. ... und der Punkt Omega I (Abb. siehe Frage 10):

○ a)	○ g)	○ n)
○ b)	○ h)	○ o)
○ c)	○ i)	○ p)
○ d)	○ k)	○ q)
○ e)	○ l)	○ r)
○ f)	○ m)	○ s) nicht auf Abbildung

**17. ... und der Punkt mit Anti-Prostaglandinwirkung
(Abb. siehe Frage 10):**

○ a)	○ g)	○ n)
○ b)	○ h)	○ o)
○ c)	○ i)	○ p)
○ d)	○ k)	○ q)
○ e)	○ l)	○ r)
○ f)	○ m)	○ s) nicht auf Abbildung

18. ... und der Lateralitätssteuerpunkt (Abb. siehe Frage 10):

○ a)	○ g)	○ n)
○ b)	○ h)	○ o)
○ c)	○ i)	○ p)
○ d)	○ k)	○ q)
○ e)	○ l)	○ r)
○ f)	○ m)	○ s) nicht auf Abbildung

19. In folgender Abbildung ist der Punkt des Uterus

○ a)

○ b)

○ c)

○ .d)

○ e) in der Um-
schlagfalte

○ f)

○ g)

○ h)

○ j)

○ k) nicht auf Abbildung

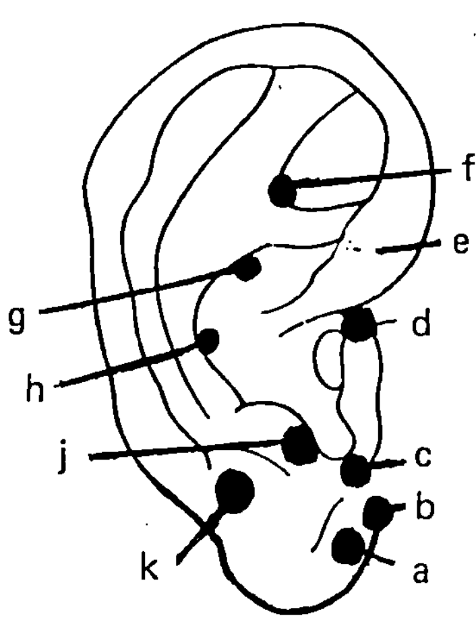

20. und der Punkt der Gonadotropine

○ a)

○ b)

○ c)

○ d)

○ e)

○ f)

○ g)

○ h)

○ j)

○ k) nicht auf Abbildung

21. und der antidepressive Punkt

○ a)

○ b)

○ c)

○ d)

○ e)

○ f)

○ g)

○ h)

○ j)

○ k) nicht auf Abbildung

22. und der Interferonpunkt

○ a)	○ e)	○ j)
○ b)	○ f)	○ k) nicht auf Abbildung
○ c)	○ g)	
○ d)	○ h)	

23. und der Punkt der Hüfte

○ a)	○ e)	○ j)
○ b)	○ f)	○ k) nicht auf Abbildung
○ c)	○ g)	
○ d)	○ h)	

24. und der nervale Punkt der Leber (sog. Ärgerpunkt)

○ a)	○ e)	○ j)
○ b)	○ f)	○ k) nicht auf Abbildung
○ c)	○ g)	
○ d)	○ h)	

25. und der Punkt der Angst

○ a)	○ e)	○ j)
○ b)	○ f)	○ k) nicht auf Abbildung
○ c)	○ g)	
○ d)	○ h)	

AUFLÖSUNG	Zur Selbstkontrolle (die eigene Beantwortung war):	
	richtig	falsch
1 c	○	○
2 f	○	○
3 d	○	○
4 d	○	○
5 e	○	○
6 c	○	○
7 h	○	○
8 b	○	○
9 m	○	○
10 a	○	○
11 k	○	○
12 s	○	○
13 c	○	○
14 s	○	○
15 q	○	○
16 s	○	○
17 s	○	○
18 s	○	○
19 e	○	○
20 j	○	○
21 k	○	○
22 d	○	○
23 f	○	○
24 g	○	○
25 b	○	○

Prüfung für das A-Diplom
(Bereich Aurikulomedizin)
vom 17. Mai 1985

1. Gold- und Silbernadeln

- O a) Sterilisation ist aufgrund der oligodynamischen Wirkung der Edelmetalle nicht notwendig. Ein Abwischen der Nadeln mit Alkoholtupfer ist ausreichend
- O b) dürfen beim gleichen Sterilisationsvorgang mit Heißluft sterilisiert werden
- O c) Bei Silbernadeln muß bei der Moxibustion die bekannte Stottertechnik angewandt werden, bei Goldnadeln bedarf es dieser Vorsichtsmaßnahme nicht
- O d) Gold- und Silbernadeln sind nicht notwendig, Stahlnadeln wirken genauso
- O e) Antwort a) und b) richtig
- O f) Antwort b) und c) richtig
- O g) Antwort c) und d) richtig
- O h) alle Antworten richtig
- O i) alle Antworten falsch

2. Ein nervöser und depressiver Patient ist Linkshänder,

- O a) der „Freude"punkt liegt am rechten Ohrläppchen
- O b) der „Freude"punkt liegt am linken Ohrläppchen
- O c) der valiumvergleichbare Punkt als Silberpunkt liegt am rechten Tragus
- O d) der valiumvergleichbare Punkt als Silberpunkt liegt am linken Tragus
- O e) der Omega-2-Punkt als Goldpunkt liegt am rechten Ohr
- O f) der Omega-2-Punkt als Goldpunkt liegt am linken Ohr
- O g) der Lungenpunkt in Gold wird wie andere Organpunkte (z.B. Leber, Galle) am rechten Ohr gestochen
- O h) der Lungenpunkt in Gold wird am linken Ohr gestochen
- O i) Antwort a), e) und g) ist richtig
- O k) Antwort b), d), f) und g) ist richtig
- O l) Antwort b), d), f) und h) ist richtig
- O m) Antwort b), c), f) und g) ist richtig
- O n) Antwort b), c), f) und h) ist richtig

3. Die senkrechte Wand zwischen cavum conchae und Anthelix wird gedanklich in drei Teile zerlegt. Am Übergang des obersten Drittels zum 2. Drittel liegt:

- ○ a) der Punkt, gegen Schmerzen bei Gürtelrose
- ○ b) der sensible Herzpunkt
- ○ c) der Thymuspunkt
- ○ d) der symp. Grenzstrang
- ○ e) der medulläre Anteil des Sympathicus
- ○ f) parasymp. Plexus

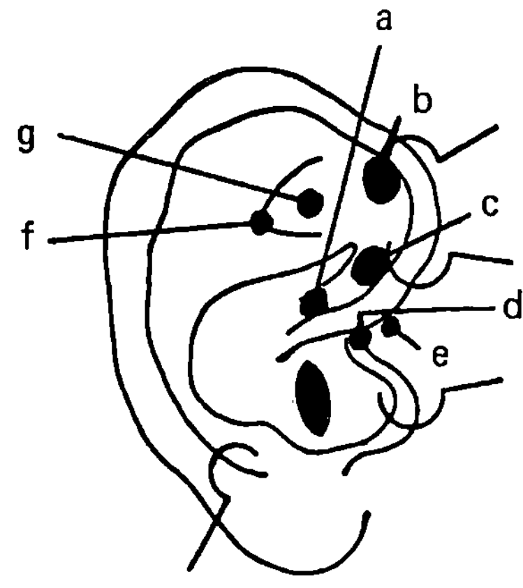

4. Der Kniepunkt ist Punkt

- ○ a)
- ○ b)
- ○ c)
- ○ d)
- ○ e)
- ○ f)
- ○ g)
- ○ h) nicht auf Abbildung

5. Der Thalamuspunkt ist Punkt

- ○ a)
- ○ b)
- ○ c)
- ○ d)
- ○ e)
- ○ f)
- ○ g)
- ○ h) nicht auf Abbildung

6. Der Vaguspunkt ist Punkt

○ a)   ○ d)   ○ g)
○ b)   ○ e)   ○ h) nicht auf Abbildung
○ c)   ○ f)

7. Der Frustrationspunkt ist Punkt

○ a)   ○ d)   ○ g)
○ b)   ○ e)   ○ h) nicht auf Abbildung
○ c)   ○ f)

8. Der Parenchympunkt der Niere ist Punkt

○ a)   ○ d)   ○ g)
○ b)   ○ e)   ○ h) nicht auf Abbildung
○ c)   ○ f)

9. Der Punkt des 5. LW ist Punkt

○ a)   ○ d)   ○ g)
○ b)   ○ e)   ○ h) nicht auf Abbildung
○ c)   ○ f)

10. Der Kernpunkt des Trigeminus ist Punkt

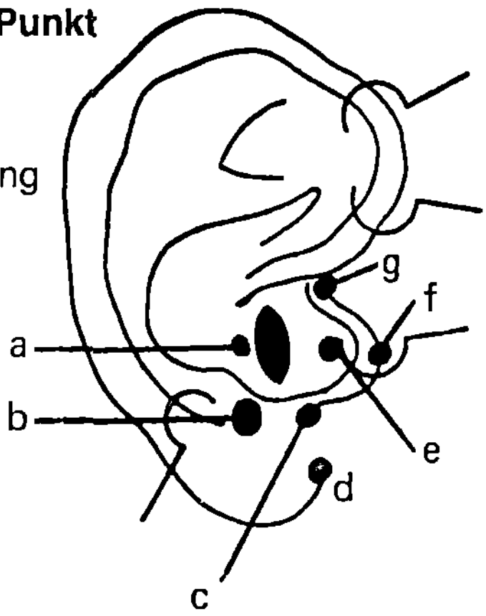

○ a) ○ d) ○ g)
○ b) ○ e) ○ h) nicht auf Abbildung
○ c) ○ f)

11. Der Gonadotropinpunkt ist Punkt

○ a) ○ d) ○ g)
○ b) ○ e) ○ h) nicht auf
○ c) ○ f)   Abbildung

12. Der Angstpunkt ist Punkt

○ a)   ○ d)   ○ g)
○ b)   ○ e)   ○ h) nicht auf Abbildung
○ c)   ○ f)

13. Der Freudepunkt ist Punkt

○ a)   ○ d)   ○ g)
○ b)   ○ e)   ○ h) nicht auf Abbildung
○ c)   ○ f)

14. Der Punkt d. VIII. Hirnnerven ist Punkt

○ a)   ○ d)   ○ g)
○ b)   ○ e)   ○ h) nicht auf Abbildung
○ c)   ○ f)

15. Der Punkt d. X. Hirnnerven ist Punkt

○ a)   ○ d)   ○ g)
○ b)   ○ e)   ○ h) nicht auf Abbildung
○ c)   ○ f)

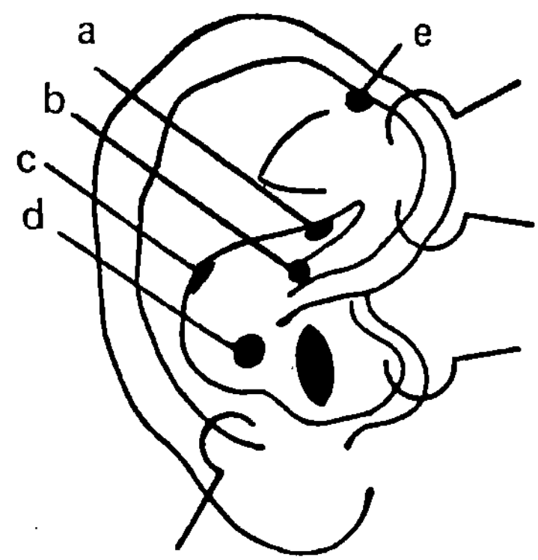

16. Der Reninpunkt ist Punkt

○ a)   ○ c)   ○ e)
○ b)   ○ d)   ○ f) nicht auf Abbildung

17. Der Punkt der Blase ist Punkt

○ a)   ○ c)   ○ e)
○ b)   ○ d)   ○ f) nicht auf Abbildung

18. Der Punkt Appendix ist Punkt

○ a)   ○ c)   ○ e)
○ b)   ○ d)   ○ f) nicht auf Abbildung

19. Der Punkt des exokr. Pankreas ist Punkt

○ a)   ○ c)   ○ e)
○ b)   ○ d)   ○ f) nicht auf Abbildung

20. Der ACTH-Punkt ist Punkt

○ a)   ○ c)   ○ e)
○ b)   ○ d)   ○ f) nicht auf Abbildung

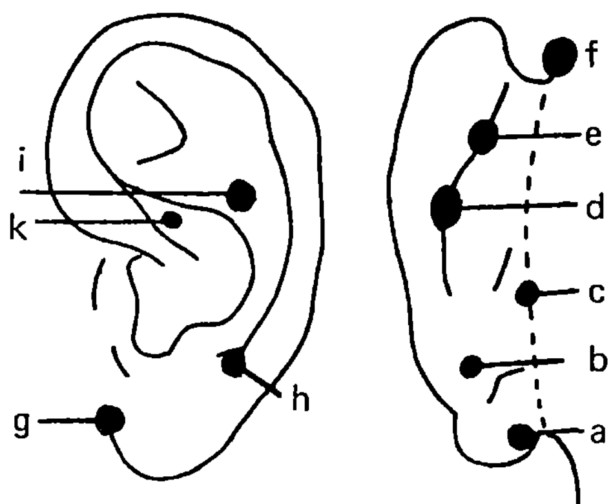

21. Der Punkt, der bei Herzinsuffizienz zu nadeln ist, ist der Punkt

○ a)	○ e)	○ i)
○ b)	○ f)	○ k)
○ c)	○ g)	○ l) nicht auf Abbildung
○ d)	○ h)	

22. Der Punkt, der bei Angstzuständen mitgenadelt wird, ist der Punkt

○ a)	○ e)	○ i)
○ b)	○ f)	○ k)
○ c)	○ g)	○ l) nicht auf Abbildung
○ d)	○ h)	

23. Der RNS-Punkt ist der Punkt

○ a)	○ e)	○ i)
○ b)	○ f)	○ k)
○ c)	○ g)	○ l) nicht auf Abbildung
○ d)	○ h)	

24. Der motorische Punkt der Epiphyse ist der Punkt

○ a)   ○ e)   ○ i)

○ b)   ○ f)   ○ k)

○ c)   ○ g)   ○ l) nicht auf Abbildung

○ d)   ○ h)

25. Der Prostaglandin E 1-Punkt, ist der Punkt

○ a)   ○ e)   ○ i)

○ b)   ○ f)   ○ k)

○ c)   ○ g)   ○ l) nicht auf Abbildung

○ d)   ○ h)

26. Der Punkt der Nase ist der Punkt

○ a)   ○ e)   ○ i)

○ b)   ○ f)   ○ k)

○ c)   ○ g)   ○ l) nicht auf Abbildung

○ d)   ○ h)

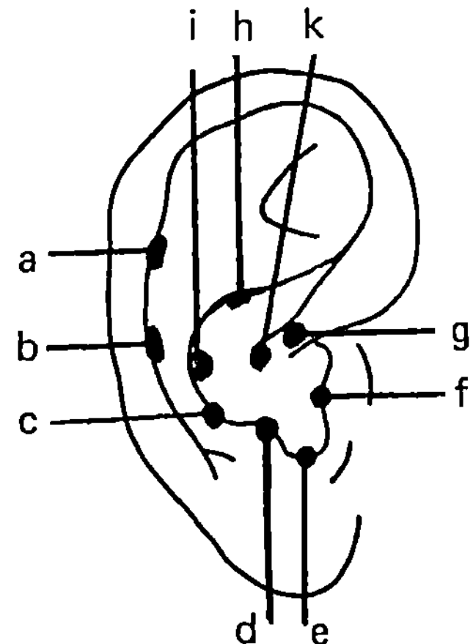

27. Der Punkt des Plexus cardiacus ist der Punkt

<table>
<tr><td>○ a)</td><td>○ e)</td><td>○ i)</td></tr>
<tr><td>○ b)</td><td>○ f)</td><td>○ k)</td></tr>
<tr><td>○ c)</td><td>○ g)</td><td>○ l) nicht auf Abbildung</td></tr>
<tr><td>○ d)</td><td>○ h)</td><td></td></tr>
</table>

28. Der Punkt, der bei Schlafstörungen gestochen wird, ist der Punkt

<table>
<tr><td>○ a)</td><td>○ e)</td><td>○ i)</td></tr>
<tr><td>○ b)</td><td>○ f)</td><td>○ k)</td></tr>
<tr><td>○ c)</td><td>○ g)</td><td>○ l) nicht auf Abbildung</td></tr>
<tr><td>○ d)</td><td>○ h)</td><td></td></tr>
</table>

29. Der Punkt der Beta-Rezeptoren ist der Punkt

<table>
<tr><td>○ a)</td><td>○ e)</td><td>○ i)</td></tr>
<tr><td>○ b)</td><td>○ f)</td><td>○ k)</td></tr>
<tr><td>○ c)</td><td>○ g)</td><td>○ l) nicht auf Abbildung</td></tr>
<tr><td>○ d)</td><td>○ h)</td><td></td></tr>
</table>

30. Der Punkt des Parasymp. cranialis (Glaukompunkt in Gold) ist der Punkt

○ a)   ○ e)   ○ i)

○ b)   ○ f)   ○ k)

○ c)   ○ g)   ○ l) nicht auf Abbildung

○ d)   ○ h)

31. Der Ärgerpunkt ist der Punkt

○ a)   ○ e)   ○ i)

○ b)   ○ f)   ○ k)

○ c)   ○ g)   ○ l) nicht auf Abbildung

○ d)   ○ h)

32. Der Nullpunkt ist der Punkt

○ a)   ○ e)   ○ i)

○ b)   ○ f)   ○ k)

○ c)   ○ g)   ○ l) nicht auf Abbildung

○ d)   ○ h)

AUFLÖSUNG	Zur Selbstkontrolle (die eigene Beantwortung war):	
	richtig	falsch
1 i	○	○
2 l	○	○
3 c	○	○
4 g	○	○
5 h	○	○
6 h	○	○
7 e	○	○
8 b	○	○
9 h	○	○
10 h	○	○
11 b	○	○
12 d	○	○
13 h	○	○
14 f	○	○
15 a	○	○
16 e	○	○
17 a	○	○
18 b	○	○
19 f	○	○
20 f	○	○
21 d	○	○
22 k	○	○
23 l	○	○
24 l	○	○
25 a	○	○
26 l	○	○

27 i   ◯   ◯

28 b   ◯   ◯

29 a   ◯   ◯

30 l   ◯   ◯

31 h   ◯   ◯

32 g   ◯   ◯